Collana a cura di
Carlo Caltagirone
Carmela Razzano
Fondazione Santa Lucia, IRCCS, Roma

Andrea Marini • Ugo Nocentini

Comunicazione verbale e emisfero destro

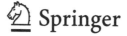

ANDREA MARINI
Università di Udine
IRCCS Santa Lucia
IRCCS "E. Medea", Ass.ne "La nostra famiglia",
polo del Friuli Venezia Giulia

UGO NOCENTINI
Cattedra di Neurologia
Università di Roma "Tor Vergata"
c/o IRCCS Fondazione Santa Lucia
Via Ardeatina, 306 - Roma

ISBN 978-88-470-0223-4

Springer fa parte di Springer Science+Business Media

springer.com

© Springer-Verlag Italia 2003 - Ristampa senza modifiche 2009

Progetto grafico della copertina: Simona Colombo
Fotocomposizione: Graficando snc, Milano
Stampa: Arti Grafiche Nidasio, Assago (MI)

Springer-Verlag Italia S.r.l., Via Decembrio 28, I-20137 Milano

Prefazione alla collana

Nell'ultimo decennio gli operatori della riabilitazione cognitiva hanno potuto constatare come l'intensificarsi degli studi e delle attività di ricerca abbiano portato a nuove ed importanti acquisizioni. Ciò ha offerto la possibilità di adottare tecniche riabilitative sempre più efficaci, idonee e mirate.

L'idea di questa collana è nata dalla constatazione che, nella massa di testi che si sono scritti sulla materia, raramente sono stati pubblicati testi con il taglio del "manuale": chiare indicazioni, facile consultazione ed anche un contributo nella fase di pianificazione del progetto e nella realizzazione del programma riabilitativo.

La collana che qui presentiamo nasce con l'ambizione di rispondere a queste esigenze ed è diretta specificamente agli operatori logopedisti, ma si rivolge naturalmente a tutte le figure professionali componenti l'equipe riabilitativa: neurologi, neuropsicologi, psicologi, foniatri, fisioterapisti, insegnanti, ecc.

La spinta decisiva a realizzare questa collana è venuta dalla pluriennale esperienza didattica nelle Scuole di Formazione del Logopedista, istituite presso la Fondazione "Santa Lucia" - IRCCS di Roma. Soltanto raramente è stato possibile indicare o fornire agli allievi libri di testo contenenti gli insegnamenti sulle materie professionali, e questo sia a livello teorico che pratico.

Tutti gli autori presenti in questa raccolta hanno all'attivo anni di impegno didattico nell'insegnamento delle metodologie riabilitative per l'età evolutiva, adulta e geriatrica. Alcuni di essi hanno offerto anche un notevole contributo nelle più recenti sperimentazioni nel campo della valutazione e del trattamento dei deficit comunicativi. Nell'aderire a questo progetto editoriale essi non pretendono di poter colmare totalmente la lacuna, ma intendono soprattutto descrivere le metodologie riabilitative da essi attualmente praticate e i contenuti teorici del loro insegnamento.

I volumi che in questa collana sono specificamente dedicati alle metodologie e che, come si è detto, vogliono essere strumento di consultazione e di lavoro, conterranno soltanto brevi cenni teorici introduttivi sull'argomento: lo spazio più ampio verrà riservato alle proposte operative, fino all'indicazione degli "esercizi" da eseguire nelle sedute di terapia.

Gli argomenti che la collana intende trattare vanno dai disturbi dell'apprendimento dell'età evolutiva, all'afasia, alle disartrie, alle aprassie, ai disturbi percettivi, ai deficit attentivi e della memoria, ai disturbi comportamentali delle sindromi postcomatose, alle patologie foniatriche, alle ipoacusie, alla balbuzie, ai disturbi del calcolo, senza escludere la possibilità di poter trattare patologie meno frequenti (v. alcune forme di agnosia).

Anche la veste tipografica è stata ideata per rispondere agli scopi precedentemente menzionati; sono quindi previste in ogni volume illustrazioni, tabelle riassuntive, elenchi di materiale terapeutico che si alterneranno alla trattazione, in modo da semplificare la lettura e la consultazione.

Nella preparazione di questi volumi si è coltivata la speranza di essere utili anche a quella parte di pubblico interessata al problema, ma che non è costituita da operatori professionali e da specialisti.

Con ciò ci riferiamo ai familiari dei nostri pazienti e agli addetti all'assistenza che spesso fanno richiesta di poter approfondire con delle letture la conoscenza del problema, anche per poter contribuire più efficacemente alla riuscita del progetto riabilitativo.

Roma, giugno 2000   C. Caltagirone
                                                                   C. Razzano
                                                    Fondazione Santa Lucia
                        Istituto di Ricerca e Cura a Carattere Scientifico

Prefazione al volume

Gli studi condotti nel corso degli ultimi decenni per evidenziare l'eventuale presenza di differenze emisferiche in relazione alla esecuzione di compiti cognitivi complessi hanno consentito di ampliare notevolmente le nostre conoscenze sull'organizzazione funzionale dei due emisferi cerebrali. Questa affermazione è particolarmente attinente al caso specifico del linguaggio. Ciò sia grazie alle maggiori possibilità offerte dalla disponibilità di nuove tecniche di indagine che agli sforzi congiunti di studiosi di linguistica e studiosi delle funzioni neurocognitive.

Tra gli obiettivi di questo libro si pone con forza la necessità di "fare il punto" sui risultati di un approccio congiunto tra linguisti e neuropsicologi al problema della relazione tra i vari livelli dell'elaborazione linguistica e le funzioni dei due emisferi cerebrali.

Due sono, dunque, i punti cruciali intorno a cui verte la questione: da un lato il concetto stesso di elaborazione linguistica, dall'altro la sua implementazione in circuiti neurali ben determinati.

Il tutto non nell'ottica, più usuale, del ruolo dell'emisfero sinistro in tali processi, ma in quella, per così dire più di frontiera, del possibile coinvolgimento in tali processi dell'emisfero destro (l'emisfero minore dei classici).

Come logica conseguenza di queste premesse, alcuni capitoli sono stati concepiti in modo da mostrare, in due sezioni separate ma strettamente connesse, il dettaglio di una determinata struttura linguistica e le modalità di partecipazione dell'emisfero destro nella sua elaborazione effettiva.

In quest'ottica, si è deciso di dedicare i primi due capitoli, rispettivamente, alla definizione della problematica riguardante il ruolo svolto dall'emisfero destro nella elaborazione del linguaggio ed alla descrizione della struttura del linguaggio in generale, in modo da poter dotare il lettore degli strumenti necessari per una adeguata comprensione dei capitoli successivi.

Roma, maggio 2003

A. Marini
U. Nocentini

Indice

Capitolo 1
Una introduzione alla questione della lateralizzazione delle funzioni linguistiche

Introduzione

Una delle più affascinanti acquisizioni della moderna ricerca scientifica è stata l'attribuzione di funzioni differenti ai due emisferi che compongono il cervello umano. Attualmente, pensare che i due emisferi siano distinguibili in base alle funzioni da loro svolte non riceverebbe certo il crisma dell'originalità. Ma neanche duecento anni orsono affermare che facoltà mentali diverse potessero essere localizzate in parti diverse del cervello sarebbe stato considerato il frutto di una fantasia eccessivamente vivace. La storia che portò all'affermazione dei principi della localizzazione delle funzioni cognitive e della differenziazione emisferica iniziò, per l'appunto, tra lo scetticismo, l'indifferenza e le feroci critiche della maggior parte degli "addetti ai lavori".

Il primo a cercare di sostenere, sulla base di dati empirici, la localizzazione delle facoltà mentali fu l'anatomico tedesco Franz Gall: egli affermò, tra l'altro, che la facoltà di parlare ha sede nelle parti del cervello poste dietro le ossa della fronte, i lobi frontali: questa affermazione, neanche troppo lontana dalla realtà evidenziata nei decenni successivi, era però accompagnata da un'altra affermazione: che le caratteristiche mentali ed emotive di un individuo potessero essere dedotte dalla forma e disposizione delle prominenze, o bozze, delle ossa del cranio. Questa seconda affermazione fece attribuire all'intera teoria di Gall la patente di bizzarria dalla maggioranza degli studiosi del tempo.

Nell'indifferenza cadde, invece, quella che può essere considerata, a posteriori, la prima dimostrazione, in base all'osservazione clinica, del particolare ruolo dell'emisfero cerebrale sinistro nel controllo del linguaggio: la presentazione di un ex medico militare dell'esercito napoleonico, Marc Dax, ad un incontro di una Società medica tenutosi nel 1836 a Montpellier. Nella sua comunicazione (pubblicata postuma, Dax, 1865), Dax riportò che in tutti i casi di perdita della capacità di parlare da lui osservati, si poteva, in base a dati clinici, localizzare il danno nella parte sinistra del cervello o bilateralmente, ma mai nella sola metà destra. Quindi, affermò Dax, le due metà del cervello controllano funzioni diverse e la sinistra controlla il linguaggio. Questa, per l'epoca, ardita affermazione non sembrò, però, sollevare alcuna particolare reazione nell'uditorio.

Ma la storia, per fortuna, non si concluse a Montpellier.

Le teorie di Gall, oltre al sarcasmo di molti, si erano guadagnate l'adesione di una minoranza delle personalità scientifiche dell'epoca. Questi studiosi non perdevano occasione per rimarcare la plausibilità di quanto da loro sostenuto. E alcuni, come Bouillaud e suo genero Aubertin, non esitarono a sfidare apertamente gli scettici a trovare qualcuno con una lesione dei lobi frontali che non avesse problemi di linguaggio.

Uno degli interventi di Aubertin alla Societé d'Antropologie a Parigi, suggerì ad uno dei presenti, Paul Brocà, che un paziente giunto alla sua osservazione pochi giorni prima potesse rappresentare la conferma delle teorie della localizzazione delle funzioni mentali. Tale paziente, che aveva perso la capacità di parlare e quella di muovere gli arti di destra da vari anni, fu attentamente rivalutato da Brocà e da Aubertin: essendo poi deceduto pochi giorni dopo, fu effettuato un esame autoptico del cervello che rivelò la presenza di una vecchia lesione su base vascolare della parte posteriore e inferiore del lobo frontale di sinistra.

I risultati di tali osservazioni furono riportati da Paul Brocà in una successiva riunione della *Societé*, ma non ottennero il risultato sperato poiché la comunicazione passò quasi inosservata.

Alcuni mesi dopo Brocà riferì sempre alla *Societé* su un caso analogo su cui era stato possibile effettuare l'esame autoptico. Questa volta l'effetto fu notevole e Brocà divenne il punto di riferimento di quanti sostenevano il principio della localizzazione delle funzioni nervose in aree specifiche dell'encefalo.

Nonostante lo stesso Brocà contribuisse con ulteriori osservazioni su casi di disturbo dell'espressione verbale al sostegno delle teorie localizzazionistiche, va precisato che egli non sembrava affatto convinto del ruolo preminente di un emisfero (nei casi da lui descritti, il sinistro) nel controllo del linguaggio. Egli affermò il principio (Broca, 1865), se così possiamo dire, della dominanza dell'emisfero sinistro solo quando fu, in pratica, obbligato a prendere una qualche posizione. Una volta apparentemente convintosi del ruolo dell'emisfero sinistro nei processi linguistici, Brocà definì anche la relazione tra "dominanza" emisferica e dominanza manuale: l'emisfero che controlla il linguaggio è opposto alla mano dotata di maggiore destrezza, per cui nei destrimani risulta dominante l'emisfero sinistro e nei mancini l'emisfero destro. La relazione tra dominanza manuale e dominanza per il linguaggio si rivelerà più complessa di quanto previsto da Brocà; l'evidenza che, anche nella maggioranza dei mancini, l'emisfero dominante per il linguaggio è il sinistro renderà la preminenza di tale emisfero ancora più pronunciata.

Sulla base di una correlazione anatomo-funzionale, Paul Brocà aveva individuato la relazione tra una lesione del piede della terza circonvoluzione frontale sinistra e l'insorgenza di disturbi di natura verbale in compiti di produzione. A rafforzare il vigore delle ipotesi localizzazioniste giunse, nel 1874, la segnalazione da parte del medico tedesco **Karl Wernicke** della concreta possibilità che nel lobo temporale sinistro fosse presente un'area responsabile della comprensione verbale. Veniva in tal modo confermato il ruolo privilegiato dell'emisfero sinistro nell'elaborazione linguistica: l'area individuata da Paul Broca, nota come *area di Broca*, era il centro della produzione verbale, l'area individuata da Wernicke, o *area di Wernicke*, era il cen-

tro della comprensione verbale. Di conseguenza, una lesione dell'area di Broca portava ad una sindrome afasica caratterizzata da problemi espressivi (afasia di Broca),
mentre una lesione dell'area di Wernicke portava ad una sindrome afasica caratterizzata da notevoli problemi nella comprensione orale e dalla produzione di frasi
apparentemente normali ma prive di senso (afasia di Wernicke). Karl Wernicke si
spinse oltre postulando l'esistenza, in seguito confermata, di una terza sindrome
afasica (*afasia di conduzione*) determinata da una lesione della struttura che connette
i due centri del linguaggio, nota come *fascicolo arcuato*: tale afasia è caratterizzata da
difficoltà nella ripetizione di parole appena udite pur in presenza di normali capacità di produzione e comprensione verbale. Nel 1885 un allievo di Karl Wernicke,
L. Lichtheim sviluppò le concezioni proposte dal suo maestro in un primo quadro teorico veramente efficace, includendo nel suo modello anche l'organizzazione semantico-concettuale della elaborazione linguistica. Di conseguenza, secondo
Lichtheim, la dislocazione anatomo-funzionale del linguaggio nel cervello consiste
di tre centri elaborativi principali, un *centro per l'analisi uditiva* (A) nell'area di
Wernicke, un *centro per l'implementazione articolatorio-motoria* (M) nell'area di
Broca ed un *centro dei concetti* (B) responsabile dell'organizzazione dei significati delle parole, collegati tra loro da fasci di fibre (Fig. 1.1).

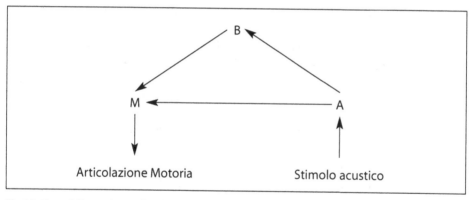

Fig. 1.1. Il modello anatomo-funzionale del linguaggio proposto da Lichtheim (1885)

Logica conseguenza di questo modello è la possibilità che una lesione corticale
di una di queste aree o di una delle aree che le connettono potrà risultare in una differente sindrome afasica. All'insieme delle ipotesi proposte da Wernicke e dai suoi allievi venne attribuito il nome di teoria associazionistica o associazionismo.

Il concetto di dominanza emisferica e i principi della localizzazione di aspetti diversi delle funzioni linguistiche (comprensione, espressione, ripetizione) non esaurirono
i tentativi di una migliore comprensione delle relazioni tra cervello e linguaggio.

Nel corso degli anni si susseguirono teorie interpretative del disturbo afasico anche molto diverse: alla teoria associazionistica di Wernicke e Lichtheim veniva a con-
trapporsi la scuola noetica con la sua interpretazione unitaria dell'afasia; al model-

lo orizzontale dell'associazionismo classico basato sulle connessioni cortico-corticali veniva contrapposto un modello verticale basato sulle connessioni cortico-sottocorticali e sulla gerarchia dei livelli funzionali. A partire dalla seconda metà degli anni 60 dello scorso secolo si affermarono due tendenze: una che proponeva un approccio puramente empirico alle afasie e l'altro che, recuperando e aggiornando le teorie associazionistiche, portò allo sviluppo del neo - associazionismo e della teoria delle sindromi da disconnessione.

In epoche più recenti si è, infine, assistito al prepotente sviluppo delle teorie linguistiche dell'afasia e all'affermarsi dell'approccio cognitivista: tale approccio propone modelli che prescindono in parte dalla localizzazione delle lesioni per privilegiare la scomposizione in vari livelli funzionali di un determinato processo linguistico, livelli che devono essere confermati mediante l'individuazione di casi clinici in cui tale livello è selettivamente compromesso.

Nel mentre le teorie e i modelli a cui si è accennato si susseguivano, l'emisfero destro continuava ad essere visto come privo di un ruolo nei processi linguistici (e per molto tempo senza particolari funzioni sul piano delle attività cognitive).

In tale panorama di scarsa considerazione per il cosiddetto emisfero minore, si distinsero solo pochi studiosi tra i quali emerge la figura di John Hughlings Jackson: al grande neurologo inglese va riconosciuto di avere da un lato ritenuto poco verosimile che un intero emisfero potesse essere privo di un ruolo significativo nel funzionamento cognitivo e dall'altro di aver sostenuto la capacità dell'emisfero destro di gestire gli aspetti automatici del linguaggio alla pari con l'emisfero sinistro.

Lasciando da parte per ora il ruolo dell'emisfero destro per quanto riguarda numerosi aspetti del funzionamento cognitivo e rimanendo nel più ristretto ambito del linguaggio, dobbiamo arrivare alla metà del secolo ventesimo per incontrare i primi resoconti di una compromissione di aspetti del linguaggio in pazienti con lesioni del solo emisfero destro. Tra i primi lavori è possibile individuare sia descrizioni di tipo clinico (Critchley, 1962) che lavori di tipo sperimentale (Eisenson, 1959, 1962; Marcie et al., 1965): i primi evidenziavano le difficoltà dei pazienti con lesioni dell'emisfero destro relativamente a determinati aspetti del linguaggio, quali la denominazione, l'acquisizione di nuove informazioni linguistiche e la capacità creativa in termini sempre linguistici; i secondi mettevano a confronto le prestazioni dei cerebrolesi destri in determinati compiti linguistici con quelle di soggetti normali. Un aspetto interessante risiede nelle conclusioni che questi autori traevano dai risultati delle loro osservazioni, sia cliniche che sperimentali: per alcuni (Critchley, 1962; Eisenson, 1959, 1962) gli eventuali deficit dei cerebrolesi destri hanno a che fare con gli aspetti più complessi e sopraordinari dell'elaborazione linguistica, per altri (Marcie et al., 1965) i deficit evidenziati nelle prove linguistiche vanno attribuiti alla compromissione di più elementari aspetti del funzionamento cognitivo che causano un comportamento perseverativo e una tendenza all'inerzia.

Da questi primi lavori inizia una nuova "storia" e per quanto riguarda tale nuovo corso riporteremo nelle successive sezioni i dati fondamentali relativi ai principali studi dedicati alla relazione tra emisfero cerebrale destro e linguaggio.

A questo punto della presente introduzione storica è importante, però, inquadrare i termini della questione generale: se l'emisfero cerebrale destro svolge un ruolo nei processi linguistici, tale ruolo ha a che fare con gli aspetti formali del linguaggio (elaborazione fonologica, conoscenze lessicali e semantiche, sintassi) o deve essere identificato in un più vasto ambito in cui vanno compresi gli altri aspetti della comunicazione mediata dal linguaggio? La progressiva evidenziazione di deficit conseguenti a lesioni dell'emisfero destro relativamente all'identificazione del significato indiretto di parole e frasi, agli aspetti prosodici del linguaggio, alla utilizzazione pratica del linguaggio rispetto al contesto della comunicazione (pragmatica del linguaggio) e nell'elaborazione dei costrutti linguistici complessi (elaborazione del testo) ha spostato l'interesse dei ricercatori dall'ambito del linguaggio come mezzo di comunicazione al più vasto orizzonte della comunicazione verbale nella sua interezza.

Un altro aspetto fondamentale della questione ha a che fare con l'identificazione dei meccanismi la cui compromissione causa i deficit della comunicazione verbale riscontrati nei cerebrolesi destri: tali meccanismi sono inerenti ai processi propri del linguaggio o hanno a che fare con altri processi cognitivi la cui alterazione comporti conseguenze sull'efficienza della comunicazione verbale?

Da tali questioni generali derivano altri più particolari interrogativi che esamineremo nei paragrafi successivi.

Strutture cerebrali coinvolte nell'elaborazione del linguaggio

Come è stato ampiamente dimostrato dalle ricerche sui disturbi afasici per lesioni dell'emisfero cerebrale sinistro, diversi fattori devono essere attentamente esaminati prima che le correlazioni anatomo-cliniche possano essere considerate valide. Partiamo con il considerare lo stesso fattore anatomico. Un possibile contributo dell'emisfero destro ai processi linguistici potrebbe essere a carico solo di determinate aree di questo emisfero. La stessa questione è stata, da molto più tempo, presa in considerazione a proposito del ruolo dell'emisfero sinistro. Anche se alcuni ricercatori sono giunti alla conclusione che il luogo anatomico della lesione non ha nessun particolare valore esplicativo dei meccanismi coinvolti nel disturbo afasico, la correlazione anatomo-clinica conserva la sua validità. Purtroppo, allo stato attuale delle ricerche sulla relazione tra emisfero destro e linguaggio, i dati disponibili non sono sufficienti per identificare relazioni costanti tra luoghi di lesione e caratteristiche dei disturbi. L'unica eccezione, seppure possiamo considerarla tale, è rappresentata dagli studi di Ross e coll. (Ross, 1981, 1984; Ross e Mesulam, 1979; Gorelick e Ross, 1987) sui disturbi prosodici conseguenti a lesioni dell'emisfero destro. In realtà, le casistiche riportate in tali studi sono troppo ridotte per poter permettere almeno dei tentativi di generalizzazione. Per quanto riguarda, quindi, le correlazioni anatomo-cliniche, quelle, cioè, tra determinati disturbi della comunicazione verbale e le aree dell'emisfero destro interessate dalla lesione, più che trarre conclusioni va formulato l'auspicio che gli studi futuri prendano in maggiore considerazione la determinante anatomica.

Dati relativi alle relazioni tra le strutture cerebrali e aspetti dell'elaborazione linguistica vanno accumulandosi da qualche anno sulla base di studi di neuroimaging funzionale. Tali studi che prevedono l'utilizzazione di tecniche radiologiche tipo la Tomografia ad Emissione di Positroni (PET) e la Risonanza Magnetica Funzionale (fMRI) sono stati, fino ad ora, prevalentemente dedicati alla conferma delle relazioni tra l'elaborazione degli aspetti formali del linguaggio e le strutture dell'emisfero cerebrale sinistro: sia l'impostazione metodologica che le tematiche di tali ricerche non permettono, quindi, di ottenere raffronti diretti alle ipotesi relative al ruolo dell'emisfero destro in alcuni aspetti della comunicazione verbale. Però, come è avvenuto per i più classici studi di afasiologia clinica, da tali studi di neuroimaging prenderanno spunto nel futuro ricerche indirizzate all'approfondimento delle tematiche trattate in questo volume.

Altri determinanti delle caratteristiche del contributo emisferico

Tra questi vanno senz'altro considerati gli aspetti di ordine genetico, ambientale e temporale in grado di incidere sulle funzioni dei due emisferi cerebrali in ambito di comunicazione verbale. Tra i determinanti genetici devono essere annoverati il sesso e la familiarità per mancinismo: le possibili differenze in termini di lateralizzazione delle funzioni cerebrali tra uomini e donne e tra individui con gradi diversi di dominanza manuale devono essere considerate nel momento che si vogliano esaminare le conseguenze di lesioni cerebrali lateralizzate.

Di altrettanta considerazione deve essere oggetto il tema dell'età degli individui in cui si vadano a valutare le conseguenze di un danno cerebrale: non tutti i ricercatori sono d'accordo, infatti, sull'epoca della vita di un individuo in cui eventuali processi di "segregazione" emisferica di determinate funzioni abbiano termine: le possibilità appaiono indubbiamente ampie, potendo spaziare da un polo all'altro dell'arco della vita. Sembrerebbe, comunque, che i deficit presentati dai cerebrolesi destri in alcuni aspetti della funzione linguistica non si modifichino sulla base dell'età del soggetto colpito dal danno cerebrale (Nocentini et al., 1999).

Le fonti dei dati sul ruolo dell'emisfero destro nella comunicazione verbale

Le informazioni sul ruolo o sui ruoli dell'uno o l'altro emisfero cerebrale nei vari stadi e livelli dell'elaborazione cognitiva possono essere ottenute mediante lo studio di varie categorie di soggetti. Per quanto riguarda i rispettivi gradi di competenza dei due emisferi cerebrali nei processi linguistici, le tre "fonti" classiche sono rappresentate dai soggetti con lesioni del corpo calloso, dai soggetti normali e dai soggetti con lesioni di uno solo dei due emisferi cerebrali. Per quanto riguarda quest'ultima situazione, basti dire in questa introduzione che i dati relativi a pazienti cerebrolesi riguardano quasi unicamente pazienti con lesioni di origine cerebrovascolare: lo studio di pazienti con lesioni dell'emisfero cerebrale destro permette di verificare se il ruolo potenziale di tale emisfero nei processi della comunicazione verbale, dedotto sulla base degli studi su soggetti commissurotomizzati o normali, sia o non sia un ruolo effettivo.

L'emisfero destro dei soggetti commissurotomizzati

Una migliore definizione del potenziale contributo dell'emisfero cerebrale destro ai processi linguistici è stata ottenuta studiando i soggetti sottoposti a sezione del corpo calloso per il trattamento di forme di epilessia farmaco-resistente. Tale evenienza non si è verificata frequentemente, per cui numerosi studi riportati in letteratura si basano sugli stessi soggetti studiati più e più volte, talora da gruppi diversi di ricercatori con l'intento di dimostrare ipotesi talora contrastanti.

L'intervento chirurgico di sezione del corpo calloso effettuato come estrema misura terapeutica porta ad una interruzione delle connessioni tra i due emisferi cerebrali di entità variabile: in alcuni casi, infatti, si è proceduto ad una sezione parziale, in altri alla sezione totale. Nella maggior parte dei casi non sono, invece, stati sezionati gli altri fasci di collegamento esistenti tra i due emisferi. Poiché i due emisferi vengono ad essere separati sia dal punto di vista anatomico che funzionale, questi soggetti hanno ricevuto la denominazione di split-brain, ossia cervello diviso.

Dopo che nei primi pazienti sottoposti a questo intervento ci si era limitati ad una valutazione relativamente sommaria delle funzioni cognitive, i pazienti facenti parte di serie successive di callosotomizzati, furono oggetto di studi di assoluta originalità da parte di ricercatori che si erano già impegnati nello studio di animali con cervello diviso chirurgicamente.

Infatti, in conseguenza della separazione chirurgica dei due emisferi cerebrali, è possibile inviare uno stimolo di varia complessità (luci, parole scritte, figure) ad un emisfero cerebrale con la sicurezza che tale stimolo non giungerà, almeno per i canali canonici, all'altro emisfero. Per cui la risposta (sia essa verbale e/o comportamentale) a quello stimolo, se data unicamente mediante l'arto superiore controllato dall'emisfero in oggetto, è da considerare come il prodotto dell'attività del solo emisfero che ha ricevuto lo stimolo.

Accanto all'indubbio interesse dello studio di questa particolare categoria di soggetti, devono essere sottolineati i limiti di ordine generale legati alle caratteristiche dei pazienti split-brain.

Infatti, questi soggetti, come portatori di una patologia neurologica, sono ipoteticamente affetti da una lesione cerebrale presente già in epoca di vita precoce. Si potrebbe, quindi, essere verificata una riorganizzazione funzionale con una diversa partecipazione degli emisferi cerebrali allo svolgimento dei processi cognitivi. Inoltre, l'interruzione del collegamento tra i due emisferi può causare la liberazione di un emisfero dal controllo che abitualmente viene effettuato dall'altro o, comunque, modificare i processi di interazione tra i due emisferi. È probabile, cioè, che il singolo emisfero di un soggetto split-brain abbia un livello di prestazione che si situi al livello superiore delle sue possibilità. Se questo fosse vero, la competenza linguistica dell'emisfero destro separato dovrebbe essere considerata come il limite superiore delle potenzialità di questo emisfero. È possibile, al contrario, che la mancata interazione tra i due emisferi risulti in un decremento del livello di performance di un emisfero, soprattutto se questo emisfero si "appoggia" molto sull'elaborazione abitualmente svolta nell'altro emisfero.

Esistono, inoltre, delle limitazioni di ordine generale per quanto riguarda la rilevanza dei dati ottenuti dall'esame dei soggetti split-brain. I soggetti studiati sono molto pochi e, quindi, anche per questo scarsamente rappresentativi della popolazione generale. Notevoli differenze interindividuali dei livelli di performance dei due emisferi sono state riscontrate in questi soggetti e non tutti i soggetti presentano lo stesso grado di separazione dei due emisferi cerebrali. Inoltre, non si deve dimenticare che, anche nei soggetti con sezione completa delle commessure interemisferiche, vi sono possibilità anatomiche e funzionali per il trasferimento di informazioni da un emisfero all'altro durante l'esecuzione di un compito.

L'emisfero destro nei soggetti normali

Per poter ottenere informazioni sulle capacità di elaborazione dell'uno o l'altro emisfero cerebrale dei soggetti normali è stato necessario elaborare delle tecniche che consentissero di inviare informazioni in modo selettivo ad un emisfero, garantendo al contempo che la risposta fosse il risultato di una elaborazione svoltasi in quell'emisfero stesso. Le due tecniche che si sono dimostrate praticabili sono quella della proiezione tachistoscopica e quella dell'ascolto dicotico. Mediante la prima è possibile inviare stimoli ad un emicampo visivo per un tempo tanto breve da impedire che lo stimolo venga portato in visione centrale. Pertanto, l'informazione, che raggiungerà le sole strutture visive dell'emisfero controlaterale, verrà inizialmente elaborata in tale emisfero. Mediante il controllo e la variazione di alcuni parametri (mano con cui viene prodotta la risposta, tempi di reazione, accuratezza della risposta) e le opportune elaborazioni statistiche dei dati ottenuti è possibile valutare quale dei due emisferi fornisce una risposta più accurata e più rapida. Questo viene considerato indice del maggiore coinvolgimento in un determinato processo cognitivo.

La tecnica della stimolazione dicotica consiste nella simultanea presentazione di stimoli differenti ad ogni orecchio, chiedendo al soggetto di identificare gli stimoli. Uno stimolo uditivo è proiettato alla corteccia uditiva sia omolaterale che controlaterale all'orecchio stimolato. È stato dimostrato (Kimura, 1961) che si verifica un vantaggio per l'uno o l'altro orecchio in base all'interazione tra la natura degli stimoli e i fisiologici meccanismi di competizione tra le vie uditive.

Queste due tecniche presentano, però, diverse limitazioni teoriche e metodologiche.

In questa sede ci limitiamo ad elencare le principali: la natura degli stimoli utilizzati, le condizioni di presentazione degli stimoli, la natura del compito, la natura della risposta, il tipo di misurazione utilizzato. Il controllo di tutti questi fattori non è indubbiamente facile e le diverse soluzioni adottate nei vari esperimenti ne rendono purtroppo difficilmente comparabili i risultati. Anche per quanto riguarda i risultati degli studi sui soggetti normali, ci limiteremo a riportare delle conclusioni riassuntive.

I dati relativi a soggetti normali sono stati, però, ottenuti in gruppi di giovani studenti universitari. Bisognerebbe, allora, chiedersi se risultati sovrapponibili sarebbero ottenuti con popolazioni sperimentali differenti. Infatti, il livello di scolarità potrebbe avere un ruolo nell'uso di strategie in grado di influenzare la manifestazione della lateralizzazione funzionale.

Inoltre, i dati ottenuti dallo studio dei soggetti normali così come dei soggetti split-brain sono in grado di evidenziare le potenzialità dell'emisfero destro in alcuni processi cognitivi. Non possono dimostrare quale sia l'effettivo contributo di questo emisfero quando i due emisferi interagiscono normalmente tra di loro.

Il ruolo dell'emisfero destro nel recupero delle sindromi afasiche

A partire dalle prime osservazioni di pazienti afasici per lesioni dell'emisfero sinistro ci si era posti il problema del recupero delle capacità linguistiche. L'eventuale recupero veniva attribuito a due possibili meccanismi: il primo legato alla funzione vicariante delle aree dell'emisfero sinistro rimaste indenni, il secondo che ipotizza una presa a carico dei processi linguistici da parte di aree omologhe dell'emisfero destro. I partigiani di questa seconda ipotesi (Von Mayendorff, 1911; Henschen, 1926; Nielsen, 1944) si basavano da un lato sull'idea che la relazione tra aree cerebrali e funzioni fosse strettissima e che le aree omologhe dei due emisferi fossero anche simili dal punto di vista funzionale; dall'altro sull'osservazione che lesioni di aree del solo emisfero sinistro consentivano il mantenimento di una certa competenza linguistica mentre lesioni bilaterali causavano una inabilità assoluta.

Questa ultima osservazione si è dimostrata relativamente costante, poiché, anche in caso di lesioni bilaterali delle stesse aree, si assiste alla riorganizzazione di alcuni comportamenti verbali.

Il dibattito sul ruolo sostitutivo o di aree dello stesso emisfero sinistro o di aree dell'emisfero destro in caso di afasia è ancora aperto.

Esaminiamo brevemente le evidenze fornite da varie ricerche. Esse derivano da tre tipi di osservazioni:

1. quelle in cui, in presenza di una estesa lesione dell'emisfero sinistro a carico di tutte le aree del linguaggio, il compenso da parte dell'emisfero destro è altamente probabile;
2. quelle in cui a causa dell'asportazione chirurgica dell'intero emisfero sinistro (emisferectomia) l'eventuale recupero potrebbe essere sostenuto solo dall'emisfero destro;

3. quelle in cui si verifica o per una lesione o per inattivazione funzionale a carico dell'emisfero destro un aggravamento del disturbo afasico conseguente ad una primitiva lesione dell'emisfero sinistro.

Nel caso di recupero di capacità linguistiche dopo vaste lesioni dell'emisfero sinistro si evidenzia una discrepanza tra recupero delle capacità di comprensione, che appare più rilevante, e recupero delle capacità espressive che restano limitate all'uso di brevi frasi o parole isolate (Landis et al., 1980). Viene segnalata la possibilità che le scarse possibilità espressive di base migliorino se vengono forniti suggerimenti.

I casi descritti sono comunque in numero limitato per trarre conclusioni generali e per valutare adeguatamente anche la possibilità alternativa che il recupero sia sostenuto da strutture sottocorticali dello stesso emisfero sinistro.

I casi in cui sia stato asportato l'intero emisfero sinistro sono anch'essi rarissimi; inoltre, tali pazienti sopravvivono per periodi molto brevi dopo l'intervento: non si può, quindi, escludere che con il passare del tempo la presa in carico delle funzioni linguistiche da parte dell'emisfero destro si sarebbe manifestata in modo più evidente.

Relativamente all'aggravamento dei sintomi afasici in seguito ad una successiva lesione dell'emisfero destro, dati sistematici sono apparsi solo in epoche più recenti (Cambier et al., 1983; Lee et al., 1984): emerge anche in questo caso un quadro contraddittorio: è stato, infatti, osservato che anche dopo la seconda lesione a carico dell'emisfero destro si può verificare un recupero del disturbo afasico e si deve considerare che eventuali casi negativi, in cui alla successiva lesione dell'emisfero destro non corrisponde un peggioramento dell'afasia, non vengono abitualmente pubblicati.

Il ruolo dell'emisfero destro sembrerebbe confermato dai dati ottenuti mediante temporanea inattivazione di uno o l'altro emisfero in pazienti con afasia da lesione emisferica sinistra. Mediante la tecnica dell'iniezione intracarotidea di un barbiturato (amytal sodico), Kinsbourne e coll. (1971a, 1971b) hanno dimostrato che l'inattivazione funzionale del già leso emisfero sinistro non modificava il quadro afasico, mentre un evidente peggioramento conseguiva ad inattivazione dell'emisfero destro. Ulteriori osservazioni al proposito sono state raccolte da Czopf (1979) la cui conclusione è a favore di una relazione tra tempo intercorso dall'insorgenza del disturbo afasico ed effetto dell'inattivazione temporanea dell'emisfero destro. Gli studi condotti con questa tecnica non consentono una valutazione dettagliata del comportamento verbale a causa del tempo necessariamente breve per cui è possibile mantenere l'inattivazione farmacologica. Pertanto, il valore di tali osservazioni è limitato, alla luce della complessità e numerosità dei fattori che possono influire sull'entità e la qualità del recupero del disturbo afasico: dimensioni e natura della lesione a carico dell'emisfero sinistro, caratteristiche dell'afasia, l'età del soggetto, storia personale e familiare di mancinismo, retroterra culturale, conoscenza di una seconda lingua ed esposizione alla riabilitazione.

Altre indagini relative al ruolo dell'emisfero destro nel recupero delle capacità linguistiche in soggetti afasici si sono avvalse della tecnica dell'ascolto dicotico. Alcuni studi sembrano dimostrare più che altro che questa metodica è maggiormente influenzata dagli effetti di lesioni della corteccia uditiva che da altre caratteristiche dei soggetti studiati.

Capitolo 2
La struttura del linguaggio

Introduzione

L'apparente semplicità dell'atto di comunicare nasconde una realtà complessa in cui due o più interlocutori devono interagire e coordinarsi mediante l'uso di strumenti appositi che consentano di veicolare le informazioni desiderate. A tal proposito, l'uomo dispone di una vasta gamma di mezzi comunicativi, alcuni naturali altri artificiali. In questo Cap. l'attenzione si focalizzerà sul più importante strumento comunicativo naturale che l'uomo abbia a propria disposizione, il **linguaggio**. È tuttavia essenziale ai fini di questa trattazione tracciare una netta distinzione tra i concetti di linguaggio, linguaggio verbale e di lingua.

Con il termine "linguaggio" si intende la facoltà cognitiva umana di utilizzare un codice comunicativo altamente complesso e strutturato, indipendente dalla sua realizzazione formale sia essa verbale, gestuale o mimica, in grado di esprimere idee, considerazioni, propositi, memorie con modulazioni potenzialmente illimitate (Marini, 2001). Il concetto di "linguaggio verbale" fa invece riferimento all'attuazione della facoltà comunicativa nella modalità verbale ed in quanto tale non va confuso con quello ben più specifico di **lingua**, intesa come attuazione sociale del linguaggio verbale (le lingue naturali come l'italiano, il cinese, l'inglese, ecc.).

Le lingue verbali condividono la caratteristica di essere un insieme omogeneo costituito da più strutture interagenti tra di loro, ognuna delle quali specializzata nell'espletamento di una determinata funzione. Si prenda ad esempio in considerazione la frase "Il cane morde il gatto". Che cosa permette di poter affermare che questa frase sia ben formata? Quali processi elaborativi permettono di comprenderne il significato? La ricerca linguistica ha consentito di individuare l'esistenza di (almeno) due dimensioni interagenti: da un lato una **dimensione strutturale**, in base alla quale ogni lingua è concepibile come una struttura composta da livelli elaborativi interagenti tra loro; dall'altro una **dimensione direzionale**, secondo cui le strutture linguistiche vengono attivate con funzioni diverse ed in momenti diversi a seconda che si debba produrre o comprendere un enunciato in modalità orale o scritta [per una esaustiva descrizione delle strutture e dei processi coinvolti nel linguaggio si rimanda a Marini, 2001].

La dimensione strutturale della elaborazione linguistica

La struttura formale della facoltà linguistica è preliminarmente suddivisibile in due piani elaborativi distinti ma interagenti fra loro:

1. un piano di microelaborazione linguistica, o intrafrasale, responsabile del corretto sequenziamento dei fonemi in morfemi, dei morfemi in parole, di parole in sintagmi ed infine dei sintagmi in frasi;
2. un piano di macroelaborazione linguistica, o interfrasale, deputato all'organizzazione di informazioni di natura più complessa e caratterizzata da due diversi tipi di elaborazione, da un lato l'elaborazione testuale, dall'altro l'elaborazione pragmatico-comunicativa.

Nel complesso, nel corso di un normale atto comunicativo le strutture appena citate vengono fatte interagire in modo da dare quella sensazione di omogeneità che sembra intuitivamente scontata nell'esecuzione di un qualsiasi atto linguistico (una conversazione, l'ascolto di una lezione, la lettura di un libro, ecc.).

Il piano di microelaborazione linguistica

La dimensione microelaborativa del linguaggio determina dunque il corretto sequenziamento delle informazioni lessicali e frasali. È possibile distinguere sette tipi diversi di microelaborazione:

1. il livello di **elaborazione fonetica** consiste nella programmazione delle configurazioni articolatorie che consentono di emettere i suoni di una lingua (definiti *foni*) in fase di produzione e nella decodifica delle caratteristiche acustiche dei foni percepiti in fase di comprensione. Il livello di elaborazione fonetica è oggetto di studio del settore della linguistica noto come fonetica. In particolare, è possibile distinguere una fonetica articolatoria, una fonetica acustica ed una fonetica uditiva. La fonetica articolatoria analizza le modalità di articolazione fonetica che consentono di emettere suoni [d'ora in poi *foni*] anche molto diversi fra loro (fonetica articolatoria segmentale), il modo in cui i foni articolati si concatenano nel parlato influenzandosi a vicenda (fonetica articolatoria intersegmentale) ed infine il modo in cui i foni che costituiscono gli enunciati vengono arricchiti con tratti prosodici come la durata, il ritmo e l'intensità di emissione attraverso l'uso di meccanismi come l'accentazione (fonetica articolatoria soprasegmentale). La fonetica acustica si occupa di determinare le caratteristiche fisico-acustiche dei foni, mediante l'uso di strumenti e tecniche derivate dalla ricerca della fisica acustica. La fonetica uditiva, infine, studia l'anatomia e la fisiologia dell'apparato uditivo cercando di stabilire come i parlanti siano in grado di decodificare un segnale acustico per arrivare a comprendere le parole di una lingua;
2. il livello di **elaborazione fonologica** compie una astrazione dal piano della elaborazione fonetica per estrarre dal continuum fonico percepito o da produrre tutti quei suoni che hanno un effettivo valore linguistico funzionale in una data

lingua e che vengono definiti *fonemi*[1]. Se i foni intesi come configurazioni articolatorie ed acustiche sono oggetto di studio della fonetica, i fonemi sono dominio della fonologia. Esattamente come la fonetica con i foni, anche la fonologia studia i fonemi da tre punti di vista: la *fonologia segmentale* determina l'inventario
dei fonemi di una lingua; la *fonotassi* studia le modalità di concatenazione dei
fonemi per formare le sillabe (vedi oltre); la *prosodia*, infine, analizza gli aspetti
soprasegmentali della produzione e comprensione fonologica dei parlanti;

3. il livello di **elaborazione morfofonologica** raggruppa i fonemi in strutture intermedie tra il livello di elaborazione fonologico e quello morfologico definite *sillabe*.
Anche le sillabe sono unità strutturali complesse costruite intorno ad un elemento centrale, definito *nucleo sillabico* e realizzato acusticamente da un picco di
energia che lo mette in risalto rispetto al contesto fonologico circostante e da
materiale fonologico che può precedere o seguire il nucleo. In italiano il nucleo
sillabico è sempre costituito da una vocale. Come accennato, intorno al nucleo
possono essere presenti altri elementi fonologici: il materiale fonologico che precede il nucleo viene definito *incipit* (o *testa* o *onset*) della sillaba; i fonemi che lo
seguono costituiscono la coda della sillaba. Il nucleo e la coda stringono un rapporto particolare tra di loro, costituendo una unità nota come *rima* (Fig. 2.1).

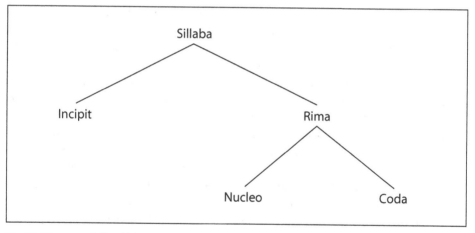

Fig. 2.1. Struttura della sillaba

[1] La distinzione tra i concetti di fono e fonema si basa sulla constatazione che non sempre i foni appartenenti all'inventario di una data lingua vengono pronunciati in modo completamente uguale dai parlanti per mo-
tivi che possono di volta in volta essere di natura sociale (diverso grado di istruzione, differenze di età e di
classe sociale di appartenenza, ecc.), anatomica (pronunce diverse dovute alle differenti conformazioni e dimensioni che può assumere la cavità orale in soggetti diversi) o di altro tipo. Un modo per ovviare a questo
inconveniente è stata l'elaborazione di inventari fonematici lingua-specifici in cui classificare tutti i foni pro-
ducibili in un numero ridotto di classi funzionali, i fonemi appunto. Un modo pratico per poter identificare i fonemi di una lingua è la *prova della commutazione*, consistente nell'individuazione di parole, definite
coppie minime, il cui significato cambi in relazione alla sostituzione di un solo fonema, come in *cane/pane*,
mica/mira, *sabbia/rabbia*, *pira/Pisa*, ecc.

4. il livello di **elaborazione morfologica** elabora il materiale fonologico e morfofonologico per formare i morfemi che a loro volta costituiscono le parole. Se il livello di elaborazione fonetica determina la natura acustica ed articolatoria dei suoni da emettere o da comprendere ai fini comunicativi, e i livelli di elaborazione fonologica e morfofonologica classificano i foni in fonemi ed i fonemi in sillabe, è solo con il livello di elaborazione morfologica che ci spostiamo per la prima volta dal livello della sola espressione per associarvi un contenuto. Gli elementi costitutivi del livello morfologico sono i morfemi, definiti generalmente come le unità minime dotate di significato all'interno di una parola. Si prendano ad esempio in considerazione i termini *casa, canino, (io) riscrivo*. Ognuna di queste parole, indipendentemente dal fatto che si tratti di un nome, un aggettivo o un verbo, è costituita da un numero determinato di elementi che presi singolarmente esprimono un determinato significato ma che agglomerati insieme entrano a far parte di una unità significativa complessa. Il nome *casa*, ad esempio, non si limita ad indicare il significato lessicale di "abitazione" (cas-), ma esprime anche dei significati grammaticali (-a) come il genere (femminile) ed il numero (singolare) per cui possiamo affermare che la parola *casa* esprime i significati di "abitazione+femminile+singolare" ed è divisibile in due morfemi. Allo stesso modo, l'aggettivo *canino* esprime il significato di "cane" (can-) cui è associato il significato di "aggettivo" (-in-) ed il numero "singolare" (-o), per cui la parola *canino* è composta da tre morfemi. Similmente, la forma verbale *riscrivo* è composta da tre morfemi che indicano una reiterazione dell'azione di scrivere (ri-), l'idea di scrivere (-scriv-) e la prima persona singolare dell'indicativo presente (-o). L'elemento che esprime il significato di base della parola viene definito *base lessicale* (o più semplicemente *lessema*). I morfemi che precedono il lessema vengono detti *prefissi* mentre i morfemi che seguono il lessema vengono detti *suffissi*. A loro volta, i suffissi possono essere classificati come *morfemi derivazionali* (se modificano la categoria grammaticale di appartenenza della parola) oppure *morfemi flessivi* (se si limitano a conferire alla parola dei significati grammaticali come il genere ed il numero)[2]. Nella parola *casa* è dunque possibile riconoscere la presenza di un lessema *cas-* ed un morfema flessivo –a ($[\#cas+a\#]_N$); nella parola *canino* è possibile riconoscere la presenza del lessema *can-*, del morfema derivazionale –*in-* (che deriva l'aggettivo *canino* dal nome *cane*) e del morfema flessivo -*o* che esprime il significato grammaticale di singolare ($[\#can+in+o\#]$Agg); la parola *riscrivo*, infine, è costituita dal prefisso *ri-*, dal lessema –*scriv-* e dal morfema flessivo –*o* ($[\#ri+scriv+o\#]_V$). Alla luce di questi fatti, il significato globale di una parola morfologicamente complessa può essere ricavato dalla somma dei significati dei morfemi che la compongono;

---

[2] Per convenzione, la parola da analizzare morfologicamente viene inserita tra parentesi quadre [...] al cui esterno, in basso a destra, viene inserita la classe grammaticale di appartenenza della parola in questione (nome, aggettivo, verbo, preposizione, avverbio, ecc...). All'interno delle parentesi quadre l'inizio e la fine della parola vengono contrassegnate dal segno # ... # mentre i confini morfologici vengono marcati mediante l'uso di + inseriti tra i morfemi.

5. intermedio tra i livelli di elaborazione morfologica e sintattica si situa il livello di **elaborazione morfosintattica** che determina la serie di contesti extralessicali che vengono attivati da ogni parola. Questo livello elaborativo è in realtà una emanazione dello stesso livello di elaborazione morfologica, poiché quest'ultima non si limita a determinare la struttura interna delle parole contribuendo altresì a determinare anche il contesto extralessicale da esse richiesto. In particolare, specialmente negli ultimi vent'anni un forte impulso è stato dato alla morfologia extralessicale grazie anche alla elaborazione ed applicazione dei concetti logici di struttura argomentale e struttura tematica. L'assunto di base è che ogni predicato (nome, aggettivo, verbo, preposizione) richieda automaticamente un determinato contesto cui assegnare specifici ruoli all'interno dell'atto comunicativo. Si prenda ad esempio in considerazione il nome *cane*. Nel momento stesso in cui si ha accesso all'informazione lessicale e grammaticale associata a questa parola, viene determinata anche l'attivazione di un possibile contesto sintattico ad essa associato (ad esempio la presenza di un articolo o di un aggettivo che ne determini il significato e che è per questo motivo definito *determinante*: un cane; il cane; il mio cane; questo cane; ecc.). Nel caso di una forma verbale come *dare* viene invece attivato un contesto in cui sia presente una persona che compie l'atto di dare, un oggetto che viene dato ed una persona o cosa che riceve l'oggetto (*io do un libro a te*). La **struttura argomentale** (Scalise, 1994; Marini, 2001) di una parola consiste dunque nell'insieme dei contesti concettuali ad essa associati, mentre il tipo di ruolo semantico che i concetti devono svolgere viene determinato dalla struttura tematica della parola in questione. Naturalmente sono stati individuati diversi tipi di ruoli tematici. Nel caso specifico del predicato *dare* ai tre concetti che devono essere espressi vengono associati i ruoli semantici di **agente** (chi materialmente compie l'azione di *dare*), **tema** (l'oggetto che viene dato) e **beneficiario** (la persona o la cosa che beneficia dell'atto di *dare*);

6. il livello di **elaborazione sintattica** elabora l'informazione lessicale ottenuta dal modulo morfologico e morfosintattico inserendola in unità intermedie tra il livello di parola ed il livello di frase (i *sintagmi*), ordinando questi ultimi in unità di ordine superiore definite frasi. Le parole con le strutture morfosintattiche ad esse associate vengono dunque ordinate in sintagmi. Attualmente il modello più versatile della struttura sintattica in cui vengono organizzate le strutture frasali è costituito dalla teoria X-barra elaborata nell'ambito della linguistica generativa a partire dagli anni '80 del secolo scorso. L'assunto di base è che i sintagmi sono in realtà proiezioni dei contesti morfosintattici richiesti da ciascuna delle quattro entrate lessicali principali (nome, aggettivo, verbo e preposizione) che a loro volta vengono definite *teste* del sintagma da esse richiesto. Di conseguenza i sintagmi traggono il loro nome dal tipo di testa lessicale che li genera per cui il sintagma nominale (SN) è costruito intorno al nome, il sintagma verbale (SV) è costruito intorno al verbo, il sintagma aggettivale (SA) è costruito intorno all'aggettivo ed infine il sintagma preposizionale (SP) è costruito intorno alla pre-

posizione. Ad esempio, la frase *Il padre di Marco insegna matematica a scuola* è analizzabile come una struttura composta da due sintagmi principali, il sintagma nominale *Il padre di Marco*, proiettato dalla testa nominale *padre*, ed il sintagma verbale *insegna matematica a scuola*, proiettato dalla testa verbale *insegna*. A loro volta, entrambi questi sintagmi sono costituiti da altri sintagmi richiesti da elementi lessicali in essi presenti:

- il sintagma nominale *il padre di Marco* è infatti costituito anche dal sintagma preposizionale *di Marco*, proiettato dalla testa preposizionale *di*, al cui interno è a sua volta inserito il nome *Marco*;
- il sintagma verbale *insegna matematica a scuola* racchiude il nome *matematica* ed il sintagma preposizionale *a scuola*, proiettato dalla testa preposizionale *a*, al cui interno è presente il nome *scuola*.

Questa complessa situazione strutturale può essere resa graficamente mediante l'uso di un **indicatore sintagmatico**, una struttura ad albero al cui interno ogni sintagma riceve una precisa collocazione (Fig. 2.2).

La struttura X-barra prevede la stratificazione dei sintagmi così da rendere in modo adeguato le relazioni che vengono strette tra la **testa** ed i **complementi** da essa direttamente richiesti rispetto, ad esempio, alla relazione che lega la testa agli ag-

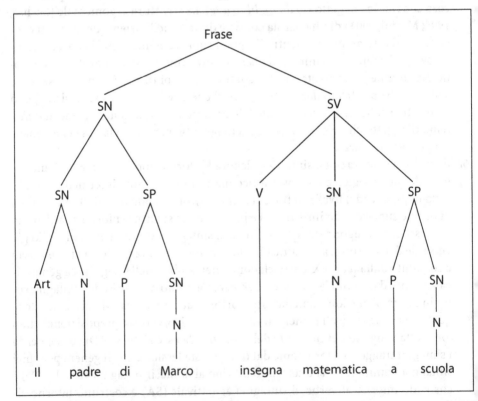

Fig. 2.2. La struttura sintattica associata alla frase "Il padre di Marco insegna matematica a scuola"

giunti[3]. Per risolvere questo problema la struttura sintattica è stata stratificata in modo da prevedere non uno solo ma almeno due livelli di proiezione, definiti rispettivamente X' (leggi "X con una barra", detto anche "proiezione di primo livello", che racchiude testa e complemento) e X" (leggi "X con doppia barra", detto anche "proiezione di secondo livello" in cui vengono inseriti eventuali elementi, definiti **specificatori**, che determinano (determinanti), quantificano (quantificatori) o modificano (modificatori) l'informazione veicolata dalla testa (Fig. 2.3).

In questo caso, la reale struttura sintattica associata al SN "Il padre di Marco" risulta essere stratificata come mostrato in figura 2.4.

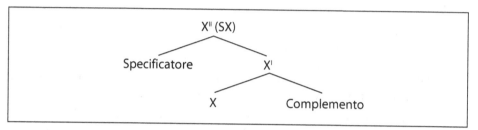

Fig. 2.3. Lo schema della struttura X-barra

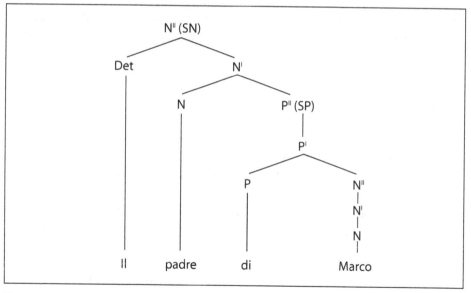

Fig. 2.4. La struttura X-barra del sintagma nominale "Il padre di Marco"

---

[3] Vengono definiti **aggiunti** quegli elementi che non sono direttamente richiesti dalla testa e che quindi forniscono informazioni aggiuntive rispetto a quelle richieste dalla struttura logica minima generata dalla testa stessa. Si consideri ad esempio la struttura tematica associata al predicato *mangiare*. La struttura logica di questa testa verbale richiede la presenza di un agente (colui che mangia) e di un tema (ciò che viene mangiato). In una frase come *Marco mangia la mela con le mani*, "Marco" e "la mela" sono direttamente richiesti dal verbo *mangiare*, mentre "con le mani" è un aggiunto e quindi nella rappresentazione della struttura sintattica di questa frase non può essere collocato allo stesso livello del complemento "la mela".

In questa sede è irrilevante entrare nei dettagli della strutturazione X-barra, per cui si rimanda comunque a Marini, 2001;

7. il livello di **elaborazione semantica** è oggetto di studio del settore della linguistica noto come semantica il cui obiettivo è lo sviluppo di una teoria in grado di descrivere il modo in cui i parlanti codificano il contenuto di un enunciato emettendo allo stesso tempo giudizi concernenti le possibili relazioni semantiche che possono instaurarsi tra due o più frasi (relazioni di parafrasi, di contraddizione, di conseguenza, ecc.) o tra le parole nel lessico (rapporti di omonimia, sinonimia, antinomia, ecc.). È dunque possibile distinguere due livelli di elaborazione semantica:

- ad un primo livello, oggetto di studio della *semantica lessicale*, vengono assegnati i significati lessicali appropriati alle parole che compongono l'enunciato.
- un secondo livello, oggetto di studio della *semantica formale*, analizza le modalità di assegnazione della struttura logico-semantica ad un enunciato in base alle condizioni di verità o di falsità che gli enunciati devono rispettare.

I significati veicolati dalle espressioni linguistiche sia di natura lessicale che frasale possono variare in relazione alla qualità dell'informazione che può essere letterale o non letterale. Una parola o una frase veicolano un *significato letterale* se le parole utilizzate veicolano un solo significato non ambiguo oppure un *significato non letterale* se l'intenzione del locutore/scrittore è di veicolare significati diversi da quelli immediatamente ricavabili dalle parole (sarcasmo, espressioni metaforiche, battute di spirito, ecc.).

Il piano di macroelaborazione linguistica

La dimensione macroelaborativa del linguaggio integra il prodotto delle microelaborazioni con materiale contestuale di natura linguistica ma anche non linguistica. Come accennato, è possibile in questo caso distinguere tra due tipi di strutture interagenti, l'elaborazione pragmatica e l'elaborazione testuale:

1. il livello di **elaborazione pragmatica** completa l'informazione linguistica con dati provenienti dal contesto extralinguistico di produzione/comprensione, dalle implicazioni inferenziali che vengono attivate e dalle presupposizioni che emittente e ricevente condividono o assumono di condividere nel corso di un normale atto linguistico. Questo livello elaborativo è oggetto di studio della pragmatica. Il punto di partenza degli studi di pragmatica è la constatazione che comunicare consiste essenzialmente nel compiere una azione, considerando in tal modo ogni enunciato alla stregua di un vero e proprio *atto comunicativo*. Durante un normale atto comunicativo vengono contemporaneamente svolte tre azioni: viene compiuto un *atto locutivo* (consistente nell'emissione del messaggio), un *atto illocutivo* (consistente nell'intenzione di associare ad un determinato atto locutivo una specifica azione extralinguistica: ad esempio,

ad un atto locutivo come *Vieni* può essere di volta in volta associato un ordine [*devi venire*], una richiesta [*vieni?*], una esortazione [*che fai, vieni?*][4], ecc.), un *atto perlocutivo* (l'intenzione di convincere l'interlocutore a fare qualcosa, l'intenzione di produrre un effetto sull'interlocutore). Per comprendere l'importanza del ruolo svolto dalla competenza pragmatica si pensi al fatto che in ogni atto comunicativo vengono contemporaneamente elaborate informazioni diverse come le coordinate spazio/temporali della situazione comunicativa (il momento ed il luogo in cui avviene l'evento comunicativo), la natura dell'atto comunicativo (ad esempio una interrogazione scolastica, una richiesta di informazioni, una conversazione tra amici, una lettera informale, ecc.), le conoscenze che vengono considerate come implicite nell'atto comunicativo e che quindi possono non venire palesate senza per questo inficiare la buona riuscita dell'atto comunicativo, il canale (una trasmissione televisiva, una conversazione telefonica oppure una comunicazione in viva voce) e il codice utilizzato (visivo, verbale, gestuale, ecc.);

2. il livello di **elaborazione testuale/discorsiva**, infine, organizza l'insieme degli enunciati che compongono un discorso o l'insieme delle frasi che compongono un testo scritto in una struttura coerente da un punto di vista semantico e coesa da un punto di vista sintattico formale. In particolare sono stati distinti due livelli di strutturazione testuale: un livello di base definito microstruttura ed un livello di organizzazione superiore definito macrostruttura. Il *livello di elaborazione microstrutturale* elabora il significato veicolato dalle strutture argomentali generate dalle teste lessicali e funzionali, mentre il *livello di elaborazione macrostrutturale* elabora la struttura concettuale associata ad uno o più insiemi di frasi percependo ed organizzando l'argomento unico da esse veicolato.

La dimensione direzionale della elaborazione linguistica

Poiché le strutture appena esaminate vengono applicate al materiale presente nel lessico, cioè le parole, è naturale che un modello della elaborazione linguistica che tenga conto della dimensione direzionale assegni un ruolo centrale alla interazione tra il lessico e le strutture linguistiche. In relazione ai due parametri della produzione/comprensione e della oralità/scrittura è possibile distinguere dunque un **lessico fonologico di input**, che elabora la comprensione orale, un **lessico ortografico di input**, che elabora la comprensione scritta (lettura), un **lessico fonologico di output**, che elabora la produzione orale ed infine un **lessico ortografico di output**, che elabora la produzione scritta (scrittura) (Fig. 2.5).

---

[4] Si noti fin da ora l'importante ruolo svolto dalla prosodia nei processi nella comprensione e nella disambiguazione di enunciati in grado di veicolare più significati diversi.

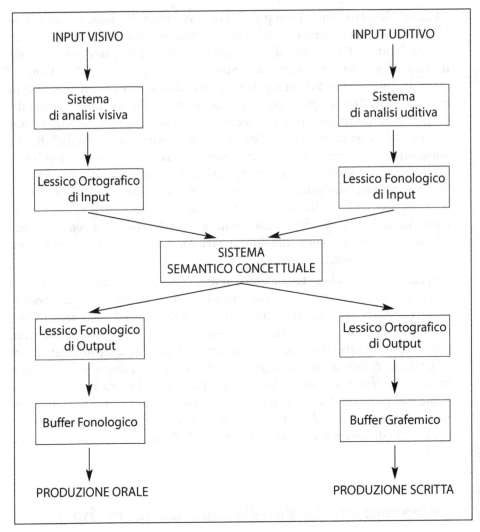

Fig. 2.5. Schema della produzione/comprensione di parole in isolamento

Nel corso della produzione di un enunciato orale o di un testo scritto, il locutore/scrittore dovrà innanzitutto farsi un'idea di quello che vuole dire e di come dirlo: a questa prima fase, definita fase di concettualizzazione, segue una fase di accesso al lessico in cui vengono attivate le parole associate ai concetti da produrre congiuntamente alle informazioni di natura semantica, morfosintattica e pragmatica ad esse associate. In un secondo momento vengono attivate anche le informazioni morfologiche, morfonologiche e fonologico/ortografiche delle parole in questione con successiva fase di ritenzione dell'informazione riguardante la parola attivata in un buffer rispettivamente fonologico o grafemico in base al tipo di produzione, se orale o scritta. Quando è giunto il momento di emettere o di scrivere quanto elaborato, le informazioni associate riguardanti l'implementazione articolatoria dei fonemi attivati o la conversione allografica dei grafemi attivati vengono inviate ai sistemi periferici per mezzo dei quali infine l'enunciato viene emesso o scritto.

Nel caso della comprensione di un enunciato pronunciato da un locutore, l'informazione acustica ricevuta dall'apparato uditivo oppure l'informazione visiva captata dall'apparato visivo viene analizzata da un sistema di analisi rispettivamente uditiva e/o visiva. In un secondo momento l'informazione riconosciuta come linguistica viene inviata al lessico fonologico di input oppure al lessico ortografico di input dove vengono attivate le parole corrispondenti allo stimolo ricevuto. Infine, le parole riconosciute vengono inviate al sistema semantico lessicale dove ricevono una piena comprensione sia a livello semantico che a livello pragmatico.

Conclusioni

In questo Cap. sono state introdotte alcune delle nozioni basilari riguardanti la struttura linguistica ed il suo uso concreto nel corso di atti comunicativi. In particolare, la descrizione si è incentrata su due aspetti diversi della elaborazione linguistica: da un lato l'aspetto strutturale, dall'altro l'aspetto direzionale. In conclusione, dunque, il linguaggio in generale e le lingue in particolare sono concepibili come una complessa e dinamica abilità cognitiva a disposizione dell'uomo per comunicare.

Poiché i soggetti con lesione emisferica destra tendenzialmente non presentano profonde difficoltà nell'articolazione fonetica (fonetica articolatoria), nella costruzione lessicale (morfologia) e grammaticale (morfosintassi e sintassi) e nella individuazione e trattamento delle informazioni semantiche primarie (alcuni aspetti della semantica lessicale e frasale), nei capitoli che seguono l'attenzione verrà focalizzata prevalentemente su quegli aspetti particolari della elaborazione linguistica che risultano essere deficitari nei cerebrolesi destri. In particolare verranno descritti ed analizzati gli aspetti prosodici della codifica linguistica, l'elaborazione dei significati non letterali (metafore, similitudini, sarcasmo, ecc.), l'elaborazione di aspetti pragmatici e testuali dell'informazione veicolata incentrati sulle nozioni di contesto, inferenza ed intenzione comunicativa.

Capitolo 3
Emisfero destro e competenza prosodica

Introduzione

Come si è accennato nel Cap. 2, le informazioni acustico-articolatorie associate ai meccanismi di produzione e/o comprensione di frasi vengono elaborate in modo distinto da livelli linguistico-strutturali separati: mentre la competenza fonetica determina la buona formazione e seriazione di informazioni di natura prevalentemente acustica ed articolatoria, la competenza fonologica classifica i foni in unità funzionali definite fonemi. Nel complesso, sia la struttura fonetica che quella fonologica di singole parole come di intere frasi è determinata dall'interazione tra varie strutture soggiacenti:

1. una struttura lineare, definita segmentale, che si occupa da un punto di vista fonetico di articolare in modo appropriato il fono da produrre e da un punto di vista fonologico di classificarlo nell'ambito di una classe fonematica (cioè un fonema);
2. una struttura intralineare, definita intersegmentale, in cui i foni ed i fonemi selezionati vengono organizzati in successione modificandosi a vicenda;
3. una struttura che sovrasta a sua volta la struttura segmentale (sia lineare che intralineare) definita soprasegmentale costituita dall'insieme di determinate caratteristiche foniche che vengono definite globalmente *prosodemi*.

Venendo ad un esempio concreto, la produzione fonica di una frase consiste innanzitutto nella selezione dei fonemi che costituiscono le parole della frase cui associare, in un secondo momento della elaborazione segmentale, concreti valori acustico-articolatori fonetici. Selezionati i fonemi e determinati i foni con cui esprimerli, si entra nella seconda fase della organizzazione fonetico-fonologica, quella intersegmentale, in cui i foni selezionati vengono modificati in vari modi in base al contesto di occorrenza: il livello di organizzazione intersegmentale determina infatti il reciproco concatenarsi dei foni che tendono a modificare le proprie caratteristiche acustico-articolatorie in modo da rendere il più omogeneo e fluido possibile l'atto enunciativo. Il livello di elaborazione soprasegmentale, infine, completa la strutturazione fonetico-fonologica dell'enunciato arricchendolo di prosodemi legati a differenti valori acustici di intensità, acutezza e durata che nel loro insieme determinano fattori come ad esempio la collocazione degli accenti lessicali, l'intonazione delle parole e dell'intero enunciato in base al contesto stesso di enunciazione (ad esempio un colloquio informale o formale) ed alla specifica situazione comunicativa (momenti di ira, di tristezza, di felicità, ecc.).

Nel complesso, mentre problemi nella selezione e successiva concatenazione di foni e fonemi sono stati registrati in seguito a lesioni emisferiche sinistre, disturbi nel trattamento degli aspetti prosodici del linguaggio sono stati segnalati in presenza tanto di lesioni emisferiche sinistre quanto di danni all'emisfero destro. Per questo motivo, in quanto segue l'attenzione viene rivolta alla competenza prosodica.

Il presente Cap. è suddiviso essenzialmente in due parti. Nella prima sezione verranno introdotti i concetti basilari per la comprensione della struttura prosodica del linguaggio, mentre nella seconda parte verranno discussi i risultati delle più recenti ricerche neuro- e psicolinguistiche volte ad individuare eventuali connessioni tra il danneggiamento di uno o l'altro dei due emisferi cerebrali e l'insorgenza di problemi nel trattamento degli aspetti prosodici in compiti di produzione o comprensione di enunciati.

Il concetto di prosodia

Ogni produzione verbale è caratterizzata da una determinata struttura prosodica incentrata sugli schemi ritmici ed intonativi prodotti dalle singole parole e dalla loro concatenazione. Gli aspetti prosodici del linguaggio assolvono essenzialmente a due tipi di funzione comunicativa:

1. da un lato una *funzione demarcativa*, incentrata sul fatto che i tratti soprasegmentali contribuiscono in modo determinante a rendere comprensibile un enunciato mediante la corretta collocazione degli accenti lessicali e di frase (vedi oltre);
2. dall'altro una *funzione pragmatica*, volta ad evidenziare importanti aspetti extralinguistici connessi all'emissione di un enunciato (si pensi ad esempio alle differenti funzioni comunicative che possono essere associate ad un enunciato come *Vieni qui*, che può, in base al contorno prosodico che lo caratterizza, configurarsi come una domanda, una affermazione, un ordine, una sfida, etc.). A sua volta una domanda può essere emessa in modo da far trapelare emozione, impazienza, tolleranza, ira o sdegno.

Di conseguenza, è possibile distinguere tra due tipi di prosodia:

- la **prosodia linguistica** si occupa di determinare i meccanismi linguistici alla base dell'assegnazione dei prosodemi sia a livello lessicale (prosodia lessicale) che a livello frasale (prosodia frasale);
- la **prosodia emozionale** analizza le modalità di assegnazione di valori pragmatici extralinguistici (ad esempio l'espressione di stati d'animo come collera, felicità, apprensione, ecc.).

Concetti chiave della elaborazione prosodica tanto linguistica quanto emotiva sono le nozioni di **durata** di emissione, di **accento**, di **intonazione**, di **ritmo** ed infine di **pausa**.

La durata

Il concetto di durata di emissione di un fono si riferisce alla quantità di tempo necessaria per produrlo. Essa viene misurata in millisecondi (ms) e può variare anche di molto da persona a persona e da situazione a situazione. Esistono due tipi diversi di durata: una durata che possiamo in qualche modo controllare ed una che sfugge completamente al nostro controllo. Partiamo dal primo tipo. Costituisce una esperienza comune il fatto che nel parlare quotidiano siamo in grado di modulare gli enunciati in modi diversi a seconda del risultato che vogliamo ottenere. Ad esempio, una stessa frase può venire pronunciata in modo molto lento, scandendo molto bene ogni fonema e prolungandone di conseguenza la durata di emissione, oppure in modo molto veloce, riducendo al minimo la durata di esecuzione di ogni fonema e, di conseguenza, l'accuratezza articolatoria. Nel primo caso si parla di emissione iperarticolatoria, nel secondo di emissione ipoarticolatoria. Il secondo tipo di durata, quella che sfugge al controllo diretto del locutore, è invece tipica della emissione dei fonemi all'interno di un enunciato in fase di emissione ipoarticolatoria. Esiste infatti un punto oltre il quale il locutore non è più in grado di modulare liberamente la quantità di tempo necessaria per veicolare un fonema. Si consideri ad esempio l'enunciato *Vai a casa?* In questo caso, il locutore può liberamente modulare la quantità di tempo necessaria all'emissione dei fonemi ma solo fino a quando non arriva ad un punto in cui non può più controllare direttamente la realizzazione temporale dei fonemi senza comprometterne la riconoscibilità (e quindi l'adeguatezza articolatoria).

L'accento

L'accento è uno dei più potenti e versatili strumenti prosodici a nostra disposizione. Le sillabe accentate vengono definite **sillabe toniche**, mentre le sillabe non accentate sono **sillabe atone**[5]. Lo schema accentuativo delle parole è dato dunque dalla successione di sillabe atone e di sillabe toniche secondo ordini ritmici prestabiliti. Poiché la successione degli schemi accentuativi delle parole contribuisce a determinare la natura ritmica di un intero discorso, distingueremo tra vari tipi di accento:

1. L'accento che determina il ritmo all'interno di una parola viene definito **accento lessicale**. Le lingue possono presentare accenti lessicali fissi oppure liberi. Si parla di accento lessicale fisso quando tende a cadere sempre nelle stesse posizioni (come nel caso del francese in cui l'accento tende a cadere sull'ultima sillaba), mentre si parla di accento lessicale libero quando l'accento è mobile, potendosi collocare in più di una posizione sillabica (come in italiano). Diretta conseguen-

---

[5] Esiste una categoria di parole, i **clitici**, che, non essendo dotate di un accento proprio tendono ad appoggiarsi alla parola accentata che precede (**enclitici**) oppure a quella che segue (**proclitici**). In italiano esempi di parole enclitiche sono le forme pronominali atone *–mi, -ti, -ci* legate a forme verbali come *chiamami, lavati, portaci*, mentre esempi di parole proclitiche sono gli articoli determinativi e le preposizioni semplici.

za di questo fatto è che i parlanti di una lingua ad accento mobile devono inserire una ulteriore informazione nel loro lessico mentale riguardante lo schema accentuativo tipico di ogni parola. Oltre ad una naturale **funzione demarcativa**, gli accenti lessicali possono, specie nelle lingue ad accento mobile, assolvere anche una **funzione distintiva**, permettendo, con il loro dinamismo, di discernere tra parole diverse (si consideri ad esempio la coppia *àncora/ancòra*). L'accento lessicale può essere prevalentemente intensivo (o dinamico) oppure prevalentemente musicale (o tonale). Una lingua utilizza prevalentemente un **accento intensivo** quando, per mettere in risalto determinate sillabe rispetto ad altre, utilizza il meccanismo dell'aumento dei valori di intensità, altezza e durata delle sillabe toniche rispetto a quelle atone, così da creare un picco di intensità acustica relativa rispetto al resto della parola. Ad esempio, la parola *casa* è costituita da due sillabe /ca/ + /sa/ di cui solo la prima è accentata. In una parola come *capostazione* sono distinguibili cinque sillabe /ca/ + /po/ + /sta/ + /zio/ + /ne/ di cui la quarta (/zio/) è dotata di un accento primario e la prima (/ca/) è dotata di un accento meno intenso definito accento secondario (o accento di appoggio). Le lingue ad **accento prevalentemente musicale**, come il cinese mandarino, utilizzano invece come principale strumento demarcativo la modulazione tonale delle sillabe così da far risaltare una sillaba rispetto alle altre semplicemente modulandone l'altezza tonale. In questo modo, una stessa parola può assumere significati diversi in base al tono con cui vengono modulate le sillabe che la costituiscono.

2. L'**accento sintattico** coincide con lo schema ritmico che caratterizza i vari tipi di frasi. Nel caso dell'enunciato *Marco è andato via*, lo schema ritmico e la durata complessiva della emissione è diverso da quello presentato da una frase sintatticamente complessa come *Marco, che è il mio migliore amico, è andato via*.

3. L'**accento pragmatico** (o accento di frase) rivelando una certa intenzione comunicativa segnala all'interno di un enunciato quali sono i punti in cui si deve incentrare l'attenzione dell'ascoltatore. Si consideri ad esempio l'enunciato *Hai mangiato qualcosa? Sì, ho mangiato una mela* in cui la parola *mela* viene messa in maggiore risalto rispetto al contesto perché coincide con l'introduzione di una informazione nuova rispetto al contesto precedente, mentre lo stesso enunciato in risposta ad una frase come "*Che hai fatto?*" è caratterizzato da uno schema intonativo diverso "Ho mangiato una mela" perché in questo caso ad essere messa in risalto è l'informazione associata al verbo *mangiare*.

L'intonazione

La messa in sequenza di più parole dà luogo a gruppi di parole definiti frasi e l'insieme degli accenti lessicali presenti all'interno di esse costituisce la curva intonativa[6]

---

[6] Si noti che i patterns uditivi dell'intonazione sono rappresentati acusticamente da curve della frequenza fondamentale (F0).

(o più semplicemente *intonazione*) della frase stessa. In italiano è possibile distinguere (almeno) i seguenti schemi intonativi:

- *schema ad intonazione discendente*, caratteristico delle frasi affermative o imperative finali di enunciato;
- *schema ad intonazione ascendente*, tipico delle frasi interrogative italiane;
- *schema ad intonazione sospensiva* utilizzato ad esempio nel caso di frasi emesse in modo incompleto;
- *schema ad intonazione discendente-ascendente*, caratteristico degli enunciati esprimenti dubbio o sorpresa in relazione ad una affermazione precedente (Schmid, 1999);
- *schema ad intonazione ascendente-discendente*, tipico delle affermazioni "energiche" (Schmid, 1999).

L'intonazione svolge numerose funzioni. Oltre alla naturale funzione grammaticale (in quanto indica se si tratta di una domanda, una affermazione, ecc.), serve ad arricchire di "significati non detti" quanto si vuole comunicare ed in quanto tale può fornire indicazioni sullo stato emotivo o sulle intenzioni comunicative dell'emittente (Cap. 5).

Il ritmo

Il ritmo con cui uno o più enunciati vengono emessi è determinato dalla somma dei prosodemi che ne costituiscono la struttura enunciativa. Il ritmo può variare in relazione alla durata, agli schemi accentuativi ed alle funzioni pragmatiche che si vogliono associare agli enunciati. Già da questa prima definizione, senz'altro imprecisa e solamente orientativa, è possibile scorgere la profonda complessità della nozione di ritmo. Con una certa approssimazione possiamo affermare che il ritmo di un enunciato viene scandito dalla successione di unità ritmiche di base, definite *piedi* (vedi oltre) costituite da una sillaba tonica generalmente circondata da una o più sillabe atone (anche se in alcuni casi i piedi possono essere costituiti anche solamente da sillabe toniche).

Il ruolo svolto dalle pause

Anche le pause presenti negli enunciati hanno un loro peso prosodico, contribuendo in modo importante all'andamento ritmico generale delle frasi prodotte. In particolare, esse possono svolgere due tipi di funzioni. Da un lato una funzione di "recupero informazioni"[7], dall'altra una funzione di messa in risalto di determinati

---

[7] Studi condotti allo scopo di analizzare le modalità di utilizzo delle pause hanno mostrato che esse in genere precedono un aumento (o in ogni caso una modificazione) del flusso comunicativo, come se fossero espressione di un momento di "riflessione" volto all'organizzazione delle nuove informazioni che si vogliono comunicare.

concetti che, isolati dal resto del flusso comunicativo, vengono ad acquisire una rilevanza maggiore rispetto al contesto.

La prosodia strutturale (linguistica)

La struttura prosodica degli enunciati si basa sulla interazione tra vari livelli strutturali gerarchicamente ordinati e distinguibili essenzialmente in due classi: una *organizzazione prosodico-lessicale* che determina la struttura prosodica delle parole ed una *organizzazione prosodico-frasale* che organizza le strutture prosodico-lessicali in unità più ampie che raggiungono il livello di frase. I **fonemi** si aggregano in unità complesse definite **sillabe**, che a loro volta formano una unità ritmica definita **piede**. L'insieme strutturato di più piedi forma una **parola fonologica** (o prosodica). Più parole prosodiche costituiscono una unità prosodica gerarchicamente superiore definita **gruppo clitico**, costituito da una testa lessicale più un contorno di elementi clitici. A sua volta l'insieme di più gruppi clitici forma un **sintagma fonologico** e più sintagmi fonologici costituiscono un **sintagma intonativo**. Siamo così infine giunti alla struttura gerarchicamente più alta costituita dall'**enunciato**.

Le nozioni di piede e di parola fonologica

Un insieme strutturato di sillabe forma dunque una unità prosodica di ordine superiore definita piede[8]. Il piede è formato da una sillaba prominente e da un numero variabile di sillabe dotate di una intensità minore. Questa unità strutturale viene definita piede in relazione alla somiglianza che essa mostra con i metri della poesia greca e latina: come in quella era possibile cadenzare il ritmo in base a sequenze di sillabe brevi e lunghe secondo schemi prefissati (si consideri ad esempio il caso del dattilo, piede formato da una sillaba lunga seguita da due sillabe brevi [- $\cup$ $\cup$[9]], oppure il caso del giambo [$\cup$ -], costituito da una sillaba breve ed una lunga, oppure,

---

[8] Si consideri fin da ora che le nozioni di piede e di morfema (v. Cap. 2) non coincidono, in quanto la suddivisione di una parola in piedi non coincide con la sua suddivisione in morfemi. È questo il motivo per cui nell'analisi prosodica di una parola si preferisce parlare di parola fonologica piuttosto che semplicemente di parola (morfologica). Per una esauriente trattazione sul diverso comportamento di questi due costituenti linguistici (parola morfologica e parola fonologica) si rimanda a Nespor (1994, pp. 171–176). Si consideri per il momento sufficiente considerare il semplice caso costituito da parole morfologiche composte da più elementi clitici come *mandamelo*, in cui la parola morfologica non coincide con la parola fonologica: da un punto di vista fonologico abbiamo infatti in questo caso ben tre parole fonologiche /manda/ + /me/ + /lo/. Nella parola *rimanere*, da un punto di vista prosodico la suddivisione nei piedi rima + nere (vedi oltre) non coincide con la suddivisione morfologica che porta alla individuazione dei morfemi [#riman + ere#].

[9] Secondo le convenzioni metriche, il simbolo " – " viene usato per indicare una sillaba lunga, il simbolo " $\cup$ " per indicare una sillaba breve.

ancora, il caso del trocheo [- ∪], formato dall'unione di una sillaba lunga con una breve) così nella nozione moderna di piede è possibile riscontrare una successione di sillabe più o meno intense ("pesanti" secondo la terminologia più diffusa). Le sillabe più intense, portatrici di accento, vengono definite forti, mentre sono deboli le sillabe meno intense. Similmente, i piedi possono essere forti o deboli: se una delle sillabe che costituiscono un piede porta l'accento lessicale principale, il piede in questione viene definito forte; se viceversa è costituito da sillabe atone o portatrici di accenti secondari si parla di piedi deboli.

Naturalmente i piedi devono rispettare determinate condizioni strutturali:

1. i piedi sono quasi sempre composti da almeno due sillabe, di cui una deve essere forte e l'altra (o le altre) debole. Se un piede è sia preceduto che seguito da due sillabe brevi si parla di *piede amfibraco*, mentre nei rarissimi casi di piedi costituiti da una sola sillaba (debole o forte) si parla di *piede degenerato*;
2. all'interno di un piede non è possibile avere più di una sillaba forte.

Venendo ad un esempio concreto, la parola *capostazione* risulta essere costituita da cinque sillabe di cui la prima /ca/ e la quarta /zio/ portano un accento. Tuttavia i due accenti presenti in questa parola fonologica (espressa sinteticamente con la lettera dell'alfabeto greco ω) non possono essere messi sullo stesso piano, poiché lo schema ritmico è costituito in modo tale da avere due piedi con una prominenza relativa diversa: mentre il piede costituito dalle sillabe /ca/ + /po/ + /sta/ è da considerarsi debole, il piede costituito dalle sillabe /zio/ e /ne/ è un piede forte, in quanto portatore dell'accento lessicale primario (Fig. 3.1).

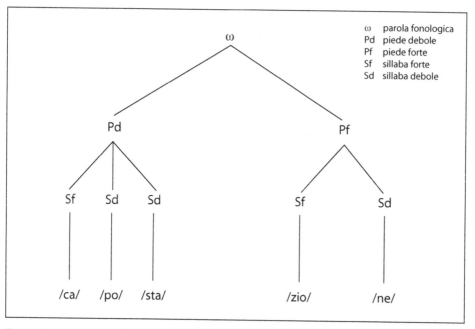

Fig. 3.1. La struttura in sillabe e piedi della parola fonologica *capostazione*

Il gruppo clitico e la nozione di sintagma fonologico

Il **gruppo clitico** è l'unità prosodica che domina direttamente il livello della parola fonologica, essendo costituito dall'unione di una parola fonologica potenzialmente seguita da uno o più clitici adiacenti. Nel caso in cui la parola fonologica non dovesse essere seguita da alcun elemento clitico, la parola fonologica e il gruppo clitico vengono a coincidere. Se un gruppo clitico è composto da una sola parola fonologica essa è da considerarsi forte. Se, invece, il gruppo clitico è costituito da una parola fonologica seguita o preceduta da uno o più elementi clitici, le parole fonologiche clitiche assumono un valore relativo debole, mentre le parole fonologiche accentate vengono considerate forti (Fig. 3.2).

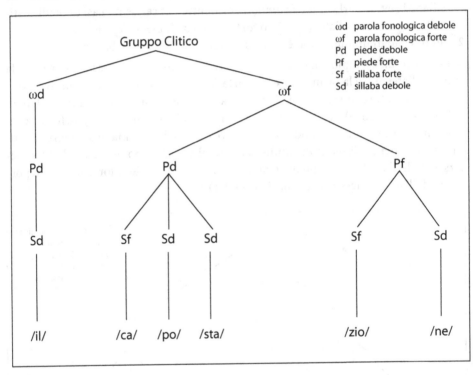

Fig. 3.2. Il gruppo clitico

L'unità prosodica che abbiamo definito gruppo clitico è a sua volta gerarchicamente dipendente da un'unità prosodica superiore definita **sintagma fonologico** (spesso abbreviata mediante la lettera greca φ). Nonostante in alcuni casi il gruppo clitico possa coincidere con il sintagma fonologico, in genere un sintagma fonologico è costituito dall'unione di due o più gruppi clitici contigui, di cui uno dotato di una "forza" intrinseca relativa forte rispetto ai restanti. La struttura prosodica relativa alla analisi fin qui condotta della frase *Il capostazione è salito sul treno* viene schematizzata in figura 3.3.

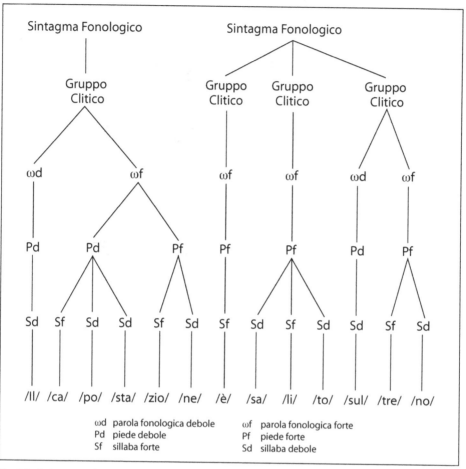

Fig. 3.3. Il sintagma fonologico

Il sintagma intonativo e la nozione di enunciato

Il livello strutturale prosodico costituito dal **sintagma intonativo** domina immediatamente il livello del sintagma fonologico. È proprio il livello strutturale del sintagma intonativo a determinare l'organizzazione ritmica dei sintagmi fonologici in chiave intonativa. Sono sintagmi intonativi tutti quei sintagmi fonologici accomunati da una unica intonazione. Ad esempio, nella frase *Marco, quel tuo amico, è andato via* sono individuabili i tre sintagmi intonativi *Marco*, *quel tuo amico* ed *è andato via*. Nell'enunciazione della frase *Ho incontrato quella tua amica di cui mi avevi parlato* sono invece identificabili due sintagmi intonativi (*Ho incontrato quella tua amica* e *di cui mi avevi parlato*). La nozione di **enunciato**, infine, costituisce l'apice della struttura gerarchica prosodica, essendo costituito dall'insieme dei sintagmi intonativi emessi.

Per una visione d'insieme della struttura prosodica di un normale enunciato si rimanda alla figura 3.4.

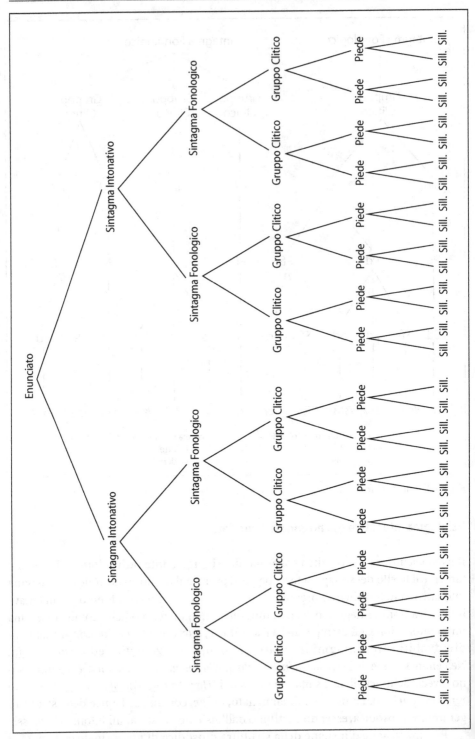

Fig. 3.4. La struttura prosodica degli enunciati

Studi sulla lateralizzazione delle strutture prosodiche

Negli ultimi decenni le osservazioni cliniche e sperimentali hanno gradualmente condotto gli studiosi a rivolgere un sempre maggiore interesse ai meccanismi neurologici che sottendono i processi di elaborazione prosodica. Aspetti diversi della competenza fonetico-fonologica (come il corretto sequenziamento dei foni o la selezione dei fonemi o, ancora, un adeguato uso di schemi accentuativi) possono essere selettivamente colpiti in seguito all'insorgenza di lesioni emisferiche destre o sinistre. In particolare, le osservazioni puntano ad identificare *patterns* selettivi di compromissione nella elaborazione di aspetti fonologico-prosodici sia di natura linguistica che emotiva.

Nel complesso sono possibili tre gruppi di teorie: un primo gruppo (Cancelliere e Kertesz, 1990) prevede che l'elaborazione prosodica, emotiva e linguistica, sia controllata da strutture subcorticali; le teorie del secondo gruppo (Blumstein e Cooper, 1974; Weintraub et al., 1981; Bryan, 1989; Dykstra et al., 1995) sono basate sull'assunto che l'elaborazione prosodica, sia emotiva che linguistica, è interamente lateralizzata nell'emisfero destro, indipendentemente da considerazioni di natura pragmatico-funzionale (prosodia emotiva e prosodia linguistica non emotiva); il terzo gruppo di teorie, infine, (Van Lancker, 1980; Ross, 1981) considera la possibilità che la localizzazione delle competenze prosodiche sia di natura funzionale, con l'emisfero destro preposto alla elaborazione della prosodia emotiva e l'emisfero sinistro preposto alla elaborazione della prosodia linguistica. Quest'ultimo gruppo di teorie, che possiamo di conseguenza definire *funzionali*, basa i propri assunti sull'osservazione dei problemi riscontrati nei cerebrolesi destri nella elaborazione degli aspetti emozionali del linguaggio (Gandour et al., 1995; Van Lancker, 1980; Schirmer et al., 2001) e, di converso, dei problemi riscontrati nei cerebrolesi sinistri nella elaborazione degli aspetti della prosodia linguistica: quando gli aspetti prosodici veicolano emozioni o comunque sfumature pragmatiche fortemente marcate (ira, sdegno, ironia, ecc.) i cerebrolesi destri tendono a fornire prestazioni deficitarie, mentre quando gli aspetti prosodici sono di natura unicamente linguistica (comprensione di una domanda, di un'affermazione, ecc.) sarebbero i cerebrolesi sinistri ad avere problemi di encoding prosodico.

Contributi emisferici destri alla elaborazione della prosodia linguistica

Gran parte delle conoscenze sulla elaborazione della prosodia linguistica provengono da studi condotti su soggetti normali, con l'ausilio di tecniche come l'ascolto dicotico, e da dati relativi ai cerebrolesi, sia sinistri che destri. Già Zurif e Mendelsohn (1972) hanno cercato di verificare l'eventualità che i meccanismi di intonazione prosodica fossero lateralizzati in un emisfero a discapito dell'altro in presenza di stimoli grammaticalmente corretti ma senza significato compiuto. L'esperimento consisteva nella somministrazione per via uditiva mediante la tecnica dell'ascolto di-cotico (v. Cap. 1) di coppie di frasi particolarmente trattate. Nello specifico si tratta-va di frasi in cui le parole erano state sostituite con stringhe di sillabe prive di senso. Si noti che in queste frasi fittizie la struttura sintattica era preservata mediante il man-tenimento delle parole funzione (preposizioni, congiunzioni, articoli) e dei morfemi grammaticali (v. Cap. 2). Quello che si otteneva era dunque un insieme di frasi senza significato ma con preservata struttura sintattica. Queste frasi stimolo venivano pro-nunciate in un modo naturale, con una curva intonativa tipica di quella determinata frase, oppure in modo alterato, mantenendo un tono uniforme nel corso dell'enun-ciazione. Il compito richiesto ai soggetti consisteva nel riconoscimento di determina-te frasi. I risultati di questo esperimento mostrarono un vantaggio emisferico sini-stro nella individuazione delle frasi con giusta intonazione e nessun vantaggio emisferico in relazione al riconoscimento delle frasi pronunciate in modo non naturale, suggerendo in tal modo che l'elaborazione della prosodia linguistica doveva essere gestita dall'e-misfero sinistro. In un esperimento condotto da Blumstein e Cooper (1974) questi ri-sultati non vennero confermati, essendo stato al contrario rilevato un vantaggio emi-sferico destro nella interpretazione prosodica delle frasi presentate.

La discrepanza tra i due studi può essere spiegata dalle differenze metodologiche: nello studio di Zurif e Mendelsohn (1972) gli stimoli erano di natura linguistica, mentre in Blumstein e Cooper (1974) si trattava di stimoli unicamente prosodici. Sulla base di questi due studi si può ipotizzare che le strutture fonetico-fonologiche segmentali ed intersegmentali sono elaborate nell'emisfero sinistro mentre le strut-ture prosodiche sono processate nell'emisfero destro. In un altro esperimento con ascolto dicotico, Behrens (1985) ha confermato la presenza di un vantaggio emisfe-rico sinistro nella percezione di frasi presentate con adeguate informazioni foneti-co-fonologiche e semantiche e di un vantaggio emisferico destro nel caso di frasi presentate con il solo contorno intonativo, in assenza di strutture linguistiche.

Non tutte le situazioni sperimentali hanno tuttavia potuto confermare questo quadro. Sulla base di una serie di esperimenti condotti per determinare la presenza di un vantaggio emisferico nella percezione di contorni prosodici al livello della sil-laba, l'emisfero sinistro prenderebbe il controllo della percezione uditiva sia nel ca-so di enunciati dotati del solo contorno intonativo o adeguato tessuto strutturale sia di frasi dotate del solo contorno prosodico (Van Lancker e Fromkin, 1973; Hartje et al., 1985; Emmorey, 1987).

Il contributo emisferico destro nel trattamento degli aspetti prosodici degli enun-ciati percepiti entrerebbe in gioco solo a partire dal livello superiore alla sillaba.

L'altra fonte di dati sulle relazioni tra emisferi cerebrali ed elaborazione proso-dica sono gli studi relativi ai soggetti cerebrolesi. I cerebrolesi sinistri possono pre-sentare problemi nella produzione e comprensione della intonazione frasale, del-l'accento lessicale ed enfatico e del tono di voce (Baum et al., 1982; Danly e Shapiro, 1982; Pell e Baum, 1997); possono avere difficoltà anche con l'intonazione degli enun-ciati prodotti in particolari contesti (Behrens, 1989; Blonder et al., 1995; Pell e Baum, 1997; Shapiro e Danly, 1985), nel corretto posizionamento dell'accento enfatico e contrastivo (Weintraub et al., 1981) così come dell'accento fonemico (Bryan, 1989).

Nel complesso, i cerebrolesi sinistri fluenti mostrano di avere i maggiori problemi nel trattamento di enunciati lunghi (Baum, 1992) confermando in tal modo l'importanza del parametro "durata". Pell e Baum (1997) riportano inoltre il caso di un gruppo di cerebrolesi sinistri che, rispetto ai cerebrolesi destri ed ai controlli inclusi nello studio, fornivano una prestazione deficitaria evidenziando un problema prosodico anche nella sfera pragmatico-comunicativa.

Mentre i cerebrolesi sinistri sembrano avere problemi prevalentemente o unicamente nel trattamento della prosodia linguistica, il comportamento dei cerebrolesi destri è più difficile da classificare. Il trattamento della prosodia linguistica da parte dei cerebrolesi è risultato pressoché normale in alcuni studi (Ryalls et al., 1987; Gandour et al., 1995) ma non in altri. In particolare, Behrens (1988) non trova differenze quantitative o qualitative tra cerebrolesi destri e soggetti di controllo nel corretto posizionamento dell'accento lessicale di parole isolate. Balan e Gandour (1999) evidenziano i deficit dei cerebrolesi destri nell'adeguato *encoding* dei tratti prosodici caratterizzanti frasi calate in situazioni contestuali determinate.

Dal momento che la frequenza fondamentale (F0) e la durata temporale[10] dell'emissione fonica costituiscono indici di ricezione fondamentali per l'elaborazione della prosodia (Scherer, 1986), in numerosi studi l'attenzione è stata rivolta alle modalità di elaborazione di questi due parametri. I cerebrolesi destri non sarebbero in grado di elaborare in modo corretto la frequenza fondamentale durante la produzione di enunciati di media o lunga estensione (Behrens, 1989). Secondo Cooper et al. (1984) i cerebrolesi destri presentano, in modo più accentuato rispetto ai sinistri, irregolarità nella temporalizzazione degli enunciati nel caso di lettura di frasi emotivamente neutre di varia complessità. Altri studi tuttavia hanno mostrato che le abilità di *timing* della prosodia frasale in contesti non emotivi sono danneggiate solo in minima parte in soggetti con lesioni monoemisferiche destre (Baum et al., 1997; Blonder et al., 1995; Ryalls et al., 1987).

I cerebrolesi destri presentano, inoltre, problemi nella identificazione della intenzione prosodica degli enunciati (ad esempio, intonazione dichiarativa o intonativa) (Weintraub et al., 1981; Heilman et al., 1984; Pell e Baum, 1997) e nella identificazione della giusta posizione che deve assumere un accento enfatico (Weintraub et al., 1981). I cerebrolesi sinistri sembrerebbero avere problemi analoghi. Pertanto, entrambi gli emisferi contribuirebbero, anche se in modo diversificato, alla elaborazione dei vari aspetti dell'elaborazione prosodica linguistica (Baum et al., 1982; Heilman et al., 1984; Behrens, 1985; Pell e Baum, 1997).

L'insieme di questi dati consente di formulare una **ipotesi funzionale ibrida** basata sull'assunto che l'emisfero destro, già coinvolto nella elaborazione della proso-

---

[10] Si noti che proprio il parametro della durata di emissione prosodica riveste una importanza fondamentale fornendo i segnali necessari per il corretto posizionamento dell'accento fonemico ed enfatico (Ferreira, 1993) e per la localizzazione dei confini sintattici e frasali (Beach, 1991).

dia emotiva, potrebbe essere parzialmente coinvolto anche nel trattamento di aspetti prosodici di natura più latamente linguistica in relazione ad enunciati composti di media lunghezza. L'elemento discriminante tra l'attivazione destra e sinistra sarebbe dunque non tanto il dominio sillabico, lessicale, sintagmatico o frasale di per sé, ma il dominio frasale in relazione alla lunghezza ed alla presenza di un contesto prosodico (oltre che lessicale e testuale) all'interno del quale l'elaborazione prosodica si deve inserire.

Contributi emisferici destri alla elaborazione della prosodia emotiva

Constatato che i meccanismi responsabili della elaborazione prosodica linguistica sono con ogni probabilità distribuiti tra i due emisferi in relazione a determinati parametri di produzione o di comprensione, resta da determinare la localizzazione emisferica della prosodia emotiva.

Dati a favore della lateralizzazione emisferica destra delle funzioni prosodiche legate a connotazioni emotive derivano dalla constatazione dell'importanza del ruolo svolto dall'emisfero destro nell'integrazione pragmatico-testuale delle informazioni verbali con quelle contestuali (v. Cap. 5 e 6). L'insieme di questi dati suggerisce la possibilità che l'emisfero destro sia responsabile anche dell'elaborazione delle caratteristiche prosodiche emotive del parlato, dal momento che l'elaborazione emotiva richiede la manipolazione di input socialmente rilevanti (Tompkins e Mateer, 1985). Questo stato di cose viene confermato dai risultati di una serie di studi sperimentali che mostrano come l'emisfero destro sia effettivamente coinvolto nel trattamento di materiale verbale connotato emotivamente (Strauss e Moschovitch, 1981). In seguito a lesioni emisferiche destre sono state, ad esempio, riportate difficoltà nel riconoscimento degli stati emotivi che caratterizzano le produzioni verbali degli interlocutori (Cicone et al., 1980). Similmente, Heilman e coll. (1975) riportano a carico dei cerebrolesi destri rispetto ai sinistri afasici difficoltà nel confrontare stati d'animo espressi mediante modulazioni del tono vocale con stati d'animo rappresentati in disegni raffiguranti espressioni facciali.

Una serie di studi (Ross e Mesulam, 1979; Ross,1981; Ross, 1984; Gorelick e Ross, 1987) relativi alla compromissione della capacità di elaborazione della prosodia emotiva nei cerebrolesi destri hanno portato Ross e coll. ad ipotizzare l'esistenza di sindromi aprosodiche corrispondenti alle sindromi afasiche classiche: una forma di aprosodia motoria (o espressiva) dovuta a lesioni di aree fronto-parietali dell'emisfero destro; una forma di aprosodia sensoriale con localizzazione delle lesioni nelle aree temporo-parietali destre; le forme di aprosodia transcorticale motoria e sensoriale, con localizzazioni lesionali rispettivamente anteriori e posteriori a quelle riscontrate nelle forme motorie e sensoriali di aprosodia. Alla aprosodia globale corrisponderebbero lesioni assai vaste dell'emisfero destro coinvolgenti l'intero territorio di irrorazione dell'arteria cerebrale media.

Il modello anatomo-funzionale proposto da Ross e colleghi è stato oggetto di notevoli critiche sia sul piano teorico (mancata validazione del protocollo di esame, vista la soggettività di un giudizio avanzato dal solo esaminatore; il riferimento ad una tassonomia e a dei correlati anatomici delle sindromi afasiche che non sono universalmente condivise) che empirico (il riscontro di deficit simili nei cerebrolesi sinistri (Schlanger et al., 1976); l'aver considerato per lo più pazienti in fase acuta post-lesionale). A Ross e coll. va l'indubbio merito di aver attirato l'attenzione dei ricercatori sul tema delle relazioni tra elaborazione della prosodia emotiva ed emisferi cerebrali e di aver indotto altri ricercatori a tenere in maggiore considerazione sia le modalità di valutazione dei deficit prosodici che le conoscenze della linguistica.

Infatti, anche nel caso della prosodia emotiva dati interessanti vengono forniti dagli studi che hanno preso in considerazione i parametri della frequenza fondamentale (F0) e della durata di emissione fonica. Secondo la *Double Filtering by Frequency Theory* (DFF) (Ivry e Robertson, 1998) per l'elaborazione della prosodia emotiva un ruolo fondamentale verrebbe svolto dal tipo di frequenze acustiche utilizzate durante l'atto fonatorio: le basse frequenze verrebbero elaborate nell'emisfero destro mentre le frequenze più alte sarebbero elaborate nell'emisfero sinistro. Poiché la frequenza fondamentale (F0) è contenuta nella porzione delle basse frequenze del segnale acustico verbale, ne conseguirebbe che l'emisfero destro sia responsabile della elaborazione della frequenza fondamentale. Per testare la validità di questa teoria, Van Lancker e Sidtis (1992), in un esperimento in cui i soggetti dovevano riconoscere gli aspetti emotivi veicolati dall'informazione linguistico-verbale, riportano deficit sia nel gruppo dei cerebrolesi destri che nel gruppo dei cerebrolesi sinistri se confrontati con soggetti di controllo non cerebrolesi. Le analisi acustiche condotte sul materiale fonico prodotto dai soggetti erano caratterizzate da differenze nel trattamento della F0 che forniscono la distinzione più importante tra le categorie emotive da riconoscere. Mentre i cerebrolesi destri non erano più in grado di elaborare la frequenza fondamentale, i cerebrolesi sinistri erano in grado di accedere alle informazioni acustiche in essa contenute. Anche in questo caso tuttavia i risultati non sono univoci. Pell e Baum (1997), ad esempio, replicando la stessa situazione sperimentale ideata da Van Lancker e Sidtis (1992) non hanno potuto riscontrare differenze significative nel trattamento di F0 tra cerebrolesi destri e sinistri in relazione alla comprensione di aspetti emotivi veicolati attraverso il canale acustico-verbale. In altri esperimenti ancora non è stata riscontrata una significativa relazione tra lesione emisferica destra e perdita della capacità di elaborazione di F0 (Gandour et al., 1992).

Nel complesso, dunque, come nel caso della prosodia linguistica anche per quanto riguarda la prosodia emotiva non è ancora possibile determinare con assoluta certezza il tipo di lateralizzazione emisferica effettivamente in atto in compiti di *encoding* prosodico. Alla luce di questi dati sembra comunque opportuno ritenere che l'elaborazione prosodico-emotiva riceva un controllo bilaterale legato a parametri di cui allo stato attuale delle ricerche non siamo in grado di stabilire l'esatta natura.

Capitolo 4
Elaborazione semantica ed emisfero destro

Introduzione

Come accennato nel Cap. 2, la competenza semantica consente di comprendere i messaggi linguistici che si ricevono e di programmare concettualmente quelli che si intende produrre. Nello specifico, si tratta della capacità di produrre giudizi fondati non solo sulla veridicità di determinati enunciati in relazione alla realtà esterna cui si riferiscono, ma anche sulla capacità di denotare e connotare i diversi aspetti del mondo che ci circonda, di trarre inferenze e di intuire i nessi semantici a più livelli, all'interno delle entrate lessicali, all'interno del lessico fra più entrate lessicali e all'interno di un contesto frasale.

Il presente capitolo è essenzialmente suddiviso in due parti. Nella prima l'attenzione viene focalizzata su una approfondita definizione dei concetti di significato lessicale (connotativo[11], denotativo, composizionale, ecc.) e di significato frasale. Oggetto della seconda parte del capitolo sarà la trattazione degli eventuali contributi forniti dall'emisfero destro alla elaborazione di aspetti semantico-lessicali e semantico-frasali.

La semantica lessicale

La **semantica lessicale** è il settore della semantica che si occupa di determinare le modalità di assegnazione dei significati denotativi e connotativi alle parole ed il modo in cui le parole intreccino reciproci rapporti logico-concettuali. All'interno della semantica lessicale è quindi possibile distinguere tra una *semantica intralessicale*, che si occupa di determinare le modalità di assegnazione dei significati concettuali

---

[11] Il significato espresso da una parola si compone essenzialmente di due elementi, il significato denotativo ed il significato connotativo: il **significato denotativo** (o referenziale) corrisponde al referente, cioè a ciò cui il segno linguistico effettivamente si riferisce (il significato denotativo della parola *casa* è ad esempio quello di "abitazione umana fornita di tetto, pareti, pavimento, porte, finestre"); il **significato connotativo** è un significato non oggettivo ma soggettivo, corrispondente alla gamma di sensazioni ed associazioni che un dato segno suscita in chi lo interpreta (il significato connotativo della parola *casa*, il suo senso, può ad esempio essere quello di "dolce posto in cui vivere").

alle parole, ed una *semantica interlessicale* che, di converso, parte dal significato intralessicale delle singole parole per studiare le relazioni semantiche che le parole intessono fra loro all'interno del lessico di una lingua.

La semantica intralessicale

La nozione di significato intralessicale è strettamente collegata alla nozione di *categorizzazione concettuale* secondo cui i concetti sono assimilabili alla raffigurazione mentale che i parlanti si creano riguardo al modo di organizzare la conoscenza. In altri termini, la categorizzazione concettuale consente di classificare a livello cognitivo le rappresentazioni mentali di oggetti concreti o di idee astratte in classi categoriali ben specifiche. In effetti prove dirette ed indirette dell'esistenza di meccanismi di categorizzazione concettuale sono rese disponibili dall'osservazione delle prestazioni di soggetti interessati da lesioni emisferiche. Warrington e Shallice (1984), ad esempio, riportano il caso di un paziente con un deficit semantico selettivo per le parole facenti riferimento a concetti animati in presenza di una quasi normale capacità di elaborare nomi di oggetti inanimati. Hart e coll. (1985) riportano il caso di un paziente non più in grado di elaborare nomi delle categorie concettuali frutta e vegetali ma in grado di elaborare adeguatamente parole appartenenti ad altre categorie semantiche.

Per spiegare i meccanismi di categorizzazione e quindi anche per rendere conto dei deficit categoria-specifici riscontrati, sono stati proposti vari modelli.

Secondo il modello del **semantic network** (letteralmente "modello della rete semantica") le entrate lessicali rappresentanti elementi diversi ma appartenenti ad una stessa categoria condividono una serie di caratteristiche, venendo a costituire una rete di interrelazioni concettuali. Secondo Collins e Quillian (1969) l'organizzazione dei network semantici seguirebbe uno schema di inclusione concettuale per cui un'AQUILA è considerata un UCCELLO DA PREDA, che a sua volta è un tipo di UCCELLO, che a sua volta è un ANIMALE, che a sua volta è un ESSERE ANIMATO. L'eleganza di questo modello risiede nella sua semplicità: una volta che è stato attivato il concetto di UCCELLO con tutti gli elementi che lo caratterizzano, non è più necessario attivare per il concetto AQUILA elementi come il fatto che sia dotata di ali, che possa volare, ecc…In realtà questa semplice schematizzazione non riesce a rendere conto della reale complessità della categorizzazione nel sistema semantico-concettuale, non essendo ad esempio in grado di includere concetti astratti come GIUSTIZIA e LIBERTA' in categorie di ordine superiore e fornendo in alcuni casi delle predizioni rivelatesi inesatte. In un esperimento condotto per verificare il tempo di risposta in compiti di decisione sintattica (Rips et al., 1973), se sottoposti alla frase "Una mucca è un animale" i soggetti rispondevano in modo più immediato che se sottoposti alla frase "Una mucca è un mammifero". Questi risultati contrastano le predizioni del modello del network semantico di Collins e Quillian (1969), secondo il quale l'inclusione del concetto di MAMMIFERO dovrebbe essere precedente a quella del concetto ANIMALE con, come conseguenza, un tempo di risposta inferiore nel primo caso rispetto al secondo. Quello che Collins e Quillian (1969) non hanno tenuto in considerazione è l'*effetto frequenza*, in base al quale parole dotate di un'alta frequenza d'uso vengono elaborate in modo più veloce ed accurato rispetto a parole utilizzate meno frequentemente. Collins e Loftus (1975) hanno di conseguenza modificato il modello tradizionale del network semantico in un modello più snello e realistico del network semantico basato sull'idea della **spreading activation** (o "modello dell'attivazione diffusa"). Secondo questo sviluppo della teoria del network semantico nel momento in cui viene attivata una rappresentazione concettuale, automaticamente si attiva anche una quantità imprecisata di rappresentazioni concettuali ad essa connesse. Il punto focale di questa teoria è che la soglia di attivazione dei concetti non è sempre uguale, ma minore per i concetti che condividono con il concetto scatenante (*triggering element*) un numero maggiore di caratteristiche e che siano ad esso più frequentemente associati.

Secondo la **teoria del significato componenziale** (Hjelmslev, 1943, 1981; Katz e Fodor, 1963; Chomsky, 1965) il significato denotativo di una parola sarebbe di natura composizionale, costituito da nuclei semantici (definiti *tratti semantici*) ben precisi. I tratti semantici non sarebbero comunque tutti dotati della stessa importanza, ma gerarchicamente organizzati in tratti più o meno importanti per la definizione dell'appartenenza ad una categoria specifica. L'analisi che viene condotta secondo questa prospettiva sulle entrate lessicali per determinarne il significato è noto come analisi componenziale e consiste nell'individuazione della presenza/assenza di tratti semantici all'interno di una parola. Ad esempio, il significato veicolato dalla parola *gatto* è il prodotto dell'interazione tra il significato grammaticale del morfema [# ___ + -o #] e l'insieme dei tratti semantici che compongono il significato della base lessicale [# gatt + ___ #], ovvero /+ ANIMATO/, /+ FELINO/, /+ GENERE MASCHILE/, ecc. Ogni parola è dunque analizzabile in tratti ed è opponibile ad altre entrate lessicali per il numero ed il tipo di tratti semantici che la caratterizzano. *Uomo* differisce da *donna* per il tratto /+ MASCHIO/, mentre condivide con *donna* i tratti /+UMANO/ e /+ADULTO/. Un riflesso dell'organizzazione *composizionale* del significato lessicale è dato dalla presenza di un effetto di facilitazione lessicale noto come **priming**: una entrata lessicale viene reperita più velocemente se condivide uno o più tratti semantici con parole precedentemente fornite. Se, ad esempio, nel corso di una conversazione viene enunciata la parola *cane* i tempi di riconoscimento lessicale di parole ad essa semanticamente collegate, come ad esempio *canile*, *guinzaglio* o *abbaiare*, si abbreviano significativamente.

Secondo la **teoria dei prototipi** (Hampton, 1995; Rosch, 1975; Rosch e Mervis, 1975) i significati veicolati dalle parole possono essere categorizzati in base alla maggiore o minore somiglianza ad un prototipo concettuale. Secondo questa teoria le categorie semantiche non sono dunque assimilabili ad entità dai confini netti ma caratterizzate da concetti che possono essere più o meno rappresentativi di un modello mentale che i parlanti hanno in relazione ad una data categoria. I concetti modello vengono definiti *prototipi*, i concetti più vicini ad un prototipo sono definiti concetti prototipici, mentre i concetti più distanti da esso sono *non prototipici*. Ogni concetto viene quindi categorizzato in base alla propria maggiore o minore somiglianza rispetto al prototipo della categoria semantica cui appartiene. Si prenda ad esempio la categoria concettuale UCCELLO: secondo la teoria dei prototipi ogni parlante dispone di una immagine ideale corrispondente all'idea di "uccello" e tanto più una parola associata all'idea di uccello si avvicina a quell'immagine ideale tanto più facilmente e velocemente verrà elaborata. Un effetto del rapporto di somiglianza che intercorre tra item presentato in un contesto e prototipo presente nella memoria semantica è il cosiddetto *effetto di tipicalità* (*typicality effect*) consistente nella maggiore velocità ed accuratezza mostrata nel categorizzare i membri prototipici di una categoria semantica rispetto a quelli non prototipici. Ad esempio, la determinazione della categoria semantica cui appartiene la parola "canarino" (categoria "uccelli") viene elaborata in modo più veloce ed accurato rispetto alla determinazione della categoria semantica cui appartiene la parola "pinguino". Rosch (1975) ha verificato l'applicabilità di questa teoria a varie categorie (MOBILI; VEICOLI; UCCELLI; SPORT) riscontrando in ciascun caso l'effetto di tipicalità.

Ma l'effetto di tipicalità può avere anche una seconda spiegazione. Secondo la **teoria della comparazione tra caratteristiche concettuali** proposta da Smith e coll. (1974) i concetti associati ai significati lessicali sono determinati da caratteristiche intrinseche (*defining structures* - l'insieme dei tratti sufficienti ad assegnare il significato veicolato da una parola ad una categoria semantica), e da tratti caratterizzanti una determinata categoria (*characteristic features* - le caratteristiche tipiche di una data categoria che non devono tuttavia essere necessariamente condivise da tutti i membri della categoria in questione). Smith e coll. (1974) suggeriscono a tal riguardo che la categorizzazione semantico-concettuale sia il prodotto di due fasi elaborative successive. In un primo momento sia le caratteristiche intrinseche che i tratti caratterizzanti vengono raffrontati con le caratteristiche tipiche di una data categoria. A questo punto se le caratteristiche caratterizzanti della parola in questione sono molto simili a quelle tipiche della categoria in questione, avviene una veloce categorizzazione. Se, viceversa, le caratteristiche non coincidono in modo significativo, allora viene effettuato un secondo livello di analisi in cui vengono presi in considerazione unicamente le caratteristiche intrinseche.

La semantica interlessicale

Fin qui si è fatto cenno alla natura del significato lessicale. In quanto segue vengono presi in considerazione i rapporti che si instaurano tra le entrate lessicali all'interno del lessico di una lingua. I significati delle parole presenti in un lessico possono stringere rapporti di convergenza e rapporti di divergenza reciproca. Tra i fenomeni di convergenza possono essere ad esempio citati il rapporto di **omonimia** (parole che condividono la stessa forma fonologica ma che hanno referenti diversi [ad esempio le parole *riso* "atto di ridere", *riso* "participio passato del verbo ridere" e *ri-*

so "un tipo di cereale"]), di **polisemia** (la capacità intrinseca di una parola di esprimere una gamma più o meno vasta di significati [ad esempio la parola *testa* può denotare la parte iniziale di qualcosa ma anche la parte superiore del corpo])[12], di **sinonimia** (parole formalmente diverse che esprimono significati simili [ad esempio le parole *pietra* e *sasso*]), di **iponimia** ed **iperonimia** (l'instaurazione di un rapporto gerarchico di dipendenza semantica tra due o più parole [ad esempio il rapporto che lega il significato di PESCA /'pɛska/ e il significato di FRUTTO è che PESCA è iponimo di FRUTTO (perché il concetto di pesca è incluso in quello di frutto) mentre FRUTTO è iperonimo di PESCA (perché il concetto di frutto include quello di pesca)]), di **coiponimia** e di **natura funzionale** ([ad esempio il rapporto tra le parole *orologio – ora*]). Tra i rapporti di divergenza si cita in questa sede l'**antinomia** consistente nell'instaurazione di un rapporto di opposizione semantica tra due o più parole come nel caso delle coppie lessicali *alto – basso* e *buono – cattivo*.

La semantica frasale

Come si è accennato in precedenza, oggetto della semantica frasale è lo studio dei rapporti semantici che si instaurano tra più sintagmi o frasi e che vengono definiti **nessi semantici** (Chierchia, 1997). Un esempio di nesso semantico è costituito dal rapporto di conseguenza che si instaura quando ciò che viene espresso in un enunciato od in una frase funge da premessa per un altro enunciato o frase sulla base di inferenze logico-semantiche. In termini logici, quello che succede in un rapporto di conseguenza è formulabile nei seguenti termini: "se in una frase da X consegue Y ed in una seconda frase si constata che da Y consegue Z, allora è lecito inferire *unicamente in base ai rapporti logico-linguistici tra frasi*, senza quindi dover utilizzare materiale extralinguistico e contestuale dominio della pragmatica, che da X consegue anche Z" (Marini, 2001).

---

[12] Il confine tra i rapporti di omonimia e di polisemia non è affatto netto. Nulla sembrerebbe vietare infatti di considerare *testa* non una sola parola con più significati, cioè polisemica, ma semplicemente come omonima di un'altra parola *testa* che veicola un significato differente. Lo stesso discorso potrebbe valere per la parola *riso*: cosa induce a pensare che esistano nel lessico italiano due distinte parole che hanno accidentalmente la stessa forma? Non sarebbe possibile considerare anche *riso* come una parola polisemica anziché come una coppia di parole omonime? Per risolvere questo problema sono stati proposti vari criteri, nessuno dei quali per la verità è completamente esente da critiche. Secondo un criterio di natura etimologica termini con forma uguale ma significati diversi dovrebbero essere considerati omonimi e non polisemici se da un punto di vista etimologico hanno origini diverse: quindi, vista l'origine diversa della parola *riso* che indica l'atto di ridere e della parola *riso* che indica il cereale è possibile stabilire che non si tratta in questo caso di una sola parola con più significati ma di due parole diverse che solo per caso condividono la stessa forma e sono perciò omonime. Un altro esempio di omonimia è costituito dalle parole *saggio* "sapiente" (dall'antico francese *sage*) e *saggio* "studio, ricerca, prova teatrale" (dall'inglese *essay*). Viceversa, la parola *testa* con il significato anatomico e la parola *testa* con il significato di parte iniziale di qualcosa vanno considerate non due parole diverse, ma una sola parola di natura polisemica. Un secondo criterio per determinare la natura polisemica o omonima dei rapporti semantici tra parole consiste nel determinare la somiglianza tra i significati espressi: se ad una sola parola sono associati diversi significati tra loro connessi la parola è polisemica; se invece ad una parola sono associati diversi significati completamente diversi tra di loro, ci si trova di fronte a due o più parole diverse accidentalmente omonime.

Emisfero destro ed elaborazione semantico-lessicale

Come si è accennato nei paragrafi precedenti, l'elaborazione semantica riguarda unicamente la determinazione dei significati letterali veicolati da singole parole come da intere frasi. Di conseguenza, i risultati degli studi sulle capacità dell'emisfero destro di contribuire alla contestualizzazione e comprensione di significati non letterali verranno presentati solamente nel Cap. 5. In questa parte del presente Cap. l'attenzione verrà essenzialmente focalizzata sui possibili contributi che l'emisfero destro fornisce alla elaborazione dei significati lessicali.

Va detto chiaramente fin da subito che purtroppo allo stato attuale non è ancora possibile comprendere fino in fondo il ruolo svolto dall'emisfero destro nella elaborazione semantica. Molti esperimenti, infatti, hanno fornito risultati in gran parte contraddittori, in alcuni casi portando prove a favore in altri casi prove a sfavore di un coinvolgimento dell'emisfero destro nei processi di determinazione dei significati lessicali.

Problemi di natura semantico lessicale da parte di soggetti cerebrolesi destri sono stati riscontrati in compiti di valutazione non tanto del valore **denotativo** quanto del valore **connotativo** da attribuire ai significati veicolati da certe classi di parole, incluse le relazioni metaforiche ed idiomatiche (Brownell, 1988) [per la trattazione di questo particolare aspetto della elaborazione semantico-lessicale si rimanda al Cap. 5]. Nel complesso i risultati di numerosi esperimenti (Brownell et al., 1984; Chernigovskaja e Deglin, 1986) sembrano suggerire che l'emisfero sinistro elabori in modo autonomo il significato denotativo delle parole, mentre l'emisfero destro sia responsabile della elaborazione del significato connotativo ad esse associato.

Dati maggiormente controversi provengono da esperimenti in cui sono state analizzate le capacità dell'emisfero destro di elaborare parole **concrete ed astratte** (Day, 1977; Mannhaupt, 1983; Restatter et al., 1987). Day (1977) non ha ad esempio riscontrato alcuna differenza nel tempo di riconoscimento di parole concrete nei due emisferi, nonostante la presenza di una superiorità emisferica sinistra per quanto riguarda i tempi di reazione rispetto a parole astratte. Mentre le parole astratte sembrerebbero essere elaborate prevalentemente nell'emisfero sinistro, le parole concrete verrebbero comprese in modo simile in entrambi gli emisferi. Una prevalente facilitazione emisferica destra nella elaborazione di parole concrete rispetto alle parole astratte è stata riscontrata da Mannhaupt (1983). Dati completamente diversi provengono invece da altri esperimenti (Oreinstein e Meighan, 1976; Saffran et al., 1980; Shanon, 1979) in cui non sono state riscontrate differenze particolarmente significative nel trattamento di parole concrete ed astratte nei due emisferi. Hines (1976; 1977), in due esperimenti in cui i soggetti erano sottoposti a compiti di elaborazione di parole presentate con la tecnica tachistoscopica, riporta che il vantaggio dell'emicampo visivo destro (che in visione tachistoscopica proietta all'emisfero sinistro) per l'elaborazione di parole astratte è in relazione al parametro della **frequenza d'uso**: tanto maggiore la frequenza d'uso, tanto più elevata la facilità di elaborazione lessicale di parole astratte presentate nell'emicampo visivo destro (emisfero sinistro); viceversa, tanto più bassa la frequenza d'uso tanto minore lo scarto tra elaborazione di parole astratte presentate nell'emicampo visivo destro (emisfero sinistro) e nell'emicampo visivo sinistro (emisfero destro). La frequenza sembrerebbe dunque facilitare l'elaborazione lessicale da parte dell'emisfero sinistro di parole astratte.

Una problematica particolarmente interessante riguarda la possibilità che l'emisfero destro contribuisca in qualche modo alla categorizzazione dei significati lessicali. Il dibattito, tuttora aperto, ha visto il fiorire di prove sia a favore (Zaidel, 1987; Chiarello et al. 1990; Vitkovich e Underwood, 1991; Chiarello e Richards, 1992; Koivisto e Laine, 1995) che a sfavore (Drews, 1987; Abernethy e Coney, 1990, 1996) della localizzazione emisferica destra dei meccanismi di categorizzazione lessicale.

Utilizzando la tecnica della presentazione tachistoscopica lateralizzata, Zaidel (1987) ha ideato una situazione sperimentale in cui ai soggetti venivano presentati nella stessa frazione di tempo due stimoli visivi (un nome di una categoria presentato verbalmente ed una immagine di un membro di quella categoria presentata visivamente). I risultati di questo esperimento, ovvero la presenza di un effetto di categorizzazione per tipicalità per quanto riguarda il riconoscimento della categoria lessicale delle parole presentate nell'emicampo visivo sinistro (emisfero destro), suggeriscono l'esistenza di processi di categorizzazione semantico-lessicale diversi nei due emisferi. L'emisfero sinistro categorizza secondo criteri analitici (scomposizione del *target* nelle sue caratteristiche intrinseche e tratti caratterizzanti) mentre l'emisfero destro categorizza mediante l'instaurazione di rapporti di maggiore o minore somiglianza con un prototipo. Similmente, Drews (1987) e Abernethy e Coney (1990) hanno riscontrato la presenza di meccanismi di associazione concettuale basati su relazioni semantiche logiche (ad esempio, categoriali - elaborazione di tipo sequenziale analitico) nell'emisfero sinistro, e di meccanismi di semplice associazione tra concetti (ad esempio, locative – elaborazione di tipo parallelo – olistico) nell'emisfero destro.

Una possibile fonte di informazioni sull'organizzazione delle competenze semantico-lessicali deriva anche da studi condotti per interpretare le modalità di elaborazione delle **relazioni semantiche interlessicali**. In questa direzione, sono state riportate difficoltà da parte dei cerebrolesi destri nel completamento di frasi, nella produzione di definizioni adeguate per parole presentate nel corso degli esperimenti (Eisenson, 1973), nella denominazione di oggetti relativi al contesto extralinguistico in cui sono calati i pazienti (Weinstein, 1964). Sono state inoltre riportate difficoltà nell'elaborare relazioni interlessicali di **antinomia** ma non di **sinonimia** (Goulet e Joanette, 1988). I risultati non sono invece concordi in relazione al ruolo svolto dall'emisfero destro nella elaborazione di rapporti inter-lessicali di **coiponimia**: se in alcuni casi i cerebrolesi destri non mostrano di avere problemi nell'identificazione di rapporti di coiponimia tra parole (Goulet et al., 1989; ma si veda anche Chiarello e Church, 1986), alcuni studi condotti su pazienti commessurotomizzati hanno mostrato che l'emisfero destro è coinvolto nella elaborazione di rapporti semantici di coiponimia (Gazzaniga e LeDoux, 1978; Zaidel, 1978a, 1978b) e di iperonimia ed iponimia (Zaidel, 1978a, 1978b) tra entrate lessicali.

Nocentini e coll. (2001) hanno effettuato uno studio che, prendendo spunto dai lavori di Drews (1987) e Abernethy e Coney (1990, 1993), ha esaminato le capacità dei cerebrolesi destri e sinistri di identificare diversi tipi di relazioni semantiche: i risultati sono a favore di un ruolo particolare dell'emisfero destro nell'elaborare relazioni basate sulla possibile collocazione degli oggetti in scene e luoghi dell'esperienza reale mentre sia i cerebrolesi sinistri che destri si differenziano dai normali per quanto riguarda relazioni di coiponimia; il ruolo dell'emisfero sinistro apparirebbe decisivo per le relazioni di antonimia.

Sugishita (1978) riporta il caso di un paziente commessurotomizzato sottoposto a compiti di reperimento di parole semanticamente correlate ad oggetti presentati nella mano sinistra il cui emisfero destro era in grado di elaborare parole coiponime (ad esempio, forchetta – cucchiaio), iperonime, iponime (cucchiaio - posate) e funzionali (cucchiaio – cucinare) rispetto all'oggetto presentato. È interessante notare che l'emisfero destro dello stesso paziente non era in grado di estrarre il significato di parole astratte rispetto all'oggetto (ad esempio cucchiaio – nutrizione). In altri studi è stato possibile osservare una preservata elaborazione di rapporti di antinomia tra entrate lessicali ed una preservata abilità di confrontare parole con alta frequenza d'uso (Gazzaniga et al., 1977). Sidtis e Gazzaniga (1983) hanno sottoposto due soggetti commessurotomizzati a compiti di riconoscimento di parole mediante la tecnica della presentazione tachistoscopica lateralizzata. I soggetti dovevano indicare con la mano sinistra le parole che mostrassero rispetto alla parola iniziale rapporti di sinonimia, antinomia, iponimia, iperonimia e relazione funzionale. Il risultato di questo esperimento ha evidenziato una prestazione quantitativamente leggermente inferiore dell'emisfero destro rispetto al sinistro.

Per quanto riguarda possibili contributi dell'emisfero destro ai processi di elaborazione di relazioni semantiche inter-lessicali (Gross, 1972; Rodel et al., 1983; Drews, 1987), i risultati sperimentali, pur spesso divergenti, hanno mostrato una certa sensibilità emisferica destra. In particolare l'emisfero destro sembrerebbe trattare in modo più efficiente relazioni semantiche "distanti" che non relazioni semantiche "vicine" (Beeman et al., 1994). Dati interessanti vengono da studi che hanno analizzato il fenomeno del **priming semantico**. Il priming semantico consiste nell'effetto facilitante fornito alla comprensione di una parola dalla precedente presentazione di una parola diversa ma ad essa collegata semanticamente. L'idea di base è che ogni entrata lessicale attivi una serie di concetti organizzati in una rete (network semantico) e che parole semanticamente collegate siano fortemente interconnesse nel network. Nel quadro di questa teoria, la presentazione di una parola (definita *prime*) attiverebbe un network semantico facilitando in termini di tempo la reperibilità di parole appartenenti allo stesso network. Un modo per determinare la natura del priming semantico consiste nel differenziare i paradigmi sperimentali così da essere sicuri che in certe situazioni la parola *prime* venga elaborata automaticamente (nel caso in cui il soggetto non presti attenzione alla parola prime o non sia conscio del fatto che prime e parole target siano correlate è logico ritenere che l'effetto priming sia dovuto all'attivazione di un network semantico generalizzato) oppure che riceva una elaborazione semantica controllata e in questo caso l'effetto priming sarebbe mediato da una selezione conscia e mirata delle parole target (Chiarello et al. 1990). In numerosi esperimenti si è potuto riscontrare che effetti di priming semantico automatico corrispondano ad una attivazione bilaterale con maggiore intensità nell'emisfero destro. In particolare, l'emisfero destro elabora in modo migliore relazioni semantiche distanti (Beeman et al., 1994).

Un caso particolare: il trattamento dell'ambiguità semantica

Un problema molto interessante è posto dal trattamento semantico delle parole ambigue. Pur nella consapevolezza che una definizione tecnica di ambiguità lessicale debba tenere conto di fattori in parte diversi come la nozione di contesto a cui si farà riferimento nel Cap. seguente, in questo paragrafo verrà affrontato il problema della disambiguazione lessicale da un punto di vista squisitamente semantico. Numerose ricerche (Kellas et al., 1991; Faust e Chiarello, 1998) hanno mostrato l'effetto facilitante esercitato dal contesto sulla disambiguazione lessicale. Quando una parola ambigua viene elaborata isolatamente viene selezionato il significato più frequente tra quelli associati alla parola in questione (ad esempio, nel caso della parola *cane*, in una situazione acontestuale verrà selezionato il significato di "canide domestico" rispetto al significato traslato e connotativamente carico di "persona che si comporta da cane") (Simpson e Burgess, 1985; Balota et al., 1991). Al contrario, quando una parola viene elaborata all'interno di un contesto sintattico la frequenza di uso di un determinato significato viene influenzata dalla situazione contestuale. Se sto parlando di una persona di cui non ho stima, verrà probabilmente associato alla parola *cane* il significato traslato, sapendo che ci si riferisce ad una persona (Rayner et al., 1994; Tabossi et al., 1987). L'importanza del ruolo svolto dal contesto nei processi di disambiguazione di parole dai significati molteplici è dunque riconosciuta unanimemente. Numerose ricerche sui fenomeni di priming frasale mostrano che il processo di disambiguazione procede attraverso due stadi successivi: in un primo momento si verificherebbe una attivazione generale di tutti i significati connessi alla parola in questione (il suo network semantico), mentre solo in un secondo momento il contesto determinerebbe una graduale eliminazione dei significati inappropriati fino alla selezione del significato corretto (Duffy et al., 1988; Van Petten e Kutas, 1987).

Esperimenti di priming semantico condotti per evidenziare i meccanismi neurali dei processi di disambiguazione lessicale in assenza di contesto (Burgess e Simpson, 1988) ed in presenza di un contesto (Faust e Chiarello, 1998) suggeriscono che i processi di selezione dei significati lessicali adeguati avvengano nell'emisfero sinistro e che l'emisfero destro sia responsabile dell'attivazione generalizzata di estesi network semantici. Inoltre, sembra plausibile che i due emisferi si avvalgano di meccanismi diversi nella comprensione di parole semanticamente ambigue in situazioni contestuali: l'emisfero sinistro interpreta il significato lessicale integrando informazioni di natura sintattica, pragmatica e testuale in modo da costruire una rappresentazione concettuale del testo mentre l'emisfero destro elabora il significato lessicale ambiguo semplicemente integrando i campi semantici attivati dalle parole presenti nel testo e selezionando quindi i significati più simili, corrispondenti ad una linea immaginaria che interseca i campi semantici (elaborazione integrativa di natura unicamente semantico-lessicale).

Capitolo 5
Il contributo emisferico destro
alla competenza pragmatica

Introduzione

Si immagini una situazione comunicativa in cui una persona vedendo un ragazzo in motorino commettere una grave infrazione stradale dica ad un'altra persona "Ah, questi motorini!". Questo enunciato è ben formato sia da un punto di vista fonologico che morfosintattico; inoltre, i significati generati dalle singole parole sono chiari. Tuttavia, il significato letterale della frase è ben diverso dalle *intenzioni comunicative* realmente veicolate. Il locutore non intende riferirsi genericamente ai motorini che si trova davanti. Pertanto, il significato letterale veicolato dalla frase e le intenzioni comunicative non corrispondono. Devono quindi essere reperibili altri elementi in grado di arricchire l'enunciato di significati non detti esplicitamente. Nell'esempio riportato vanno considerati il *contesto* e l'abilità di trarre *inferenze* appropriate alle intenzioni comunicative degli interlocutori. Sulle nozioni di contesto, di inferenza e di intenzione comunicativa torneremo in seguito. Per ora ci limitiamo a constatare che il settore della linguistica che studia le modalità d'uso del linguaggio, ovvero l'attuazione concreta di una intenzione comunicativa che tenga conto di parametri diversi come il contesto conversazionale, le *presupposizioni* che gli interlocutori assumono di condividere e le *implicature* che un atto linguistico può generare, è la **pragmatica** (Marini, 2001; Levinson, 1983; Grice, 1975).

La teoria degli atti linguistici e la nozione di contesto

Comunicare non vuol dire semplicemente parlare. Nel momento stesso in cui produce un enunciato, un locutore compie una vera e propria azione, un atto comunicativo tramite il quale è in grado di veicolare desideri, opinioni, pensieri, bisogni o quant'altro. Il primo ad introdurre la nozione di **atto linguistico** è stato il filosofo J. L. Austin (1961, 1962), seguito da Searle (1969, 1975, 1979). Secondo la *teoria degli atti linguistici* ogni atto comunicativo che passi attraverso il canale verbale consta nella messa in sequenza di tre atti distinti, un *atto locutorio* (consistente nella stessa produzione verbale letterale), un *atto illocutorio* (consistente nello svolgimento di una azione extralinguistica mediata dall'atto comunicativo linguistico) ed un *atto perlocutorio* (consistente nella volontà di produrre nell'interlocutore una determinata reazione a quanto comunicato). Ad esempio in un enunciato come "Questa è la porta!", emesso nel contesto di un litigio, l'atto locutorio consiste nell'emissione della sequenza fonica corrispondente alla frase prodotta, l'atto illocutorio consiste nell'invito ad andarsene e l'atto perlocutorio consiste nell'effetto che l'enunciato produce sull'interlocutore, l'effetto voluto nel caso in cui se ne vada via oppure un effetto non voluto nel caso contrario (Marini, 2001).

Poiché ogni atto comunicativo è fortemente condizionato dal contesto di emissione, la nozione di **contesto** assume una importanza decisiva ai fini della comprensione dei meccanismi della comunicazione. Semplificando notevolmente, è possibile tracciare una distinzione tra due tipi interagenti di contesto:

1. il **contesto conversazionale** è costituito dalla somma delle tematiche attivate nel corso della conversazione, sia in modo diretto mediante loro esplicita enunciazione, sia in modo indiretto grazie a dei meccanismi inferenziali determinati, tra l'altro, dal contesto di emissione;

2. il **contesto situazionale**, derivato dalla situazione stessa in cui l'atto comunicativo ha luogo, è condizionato da una serie di variabili: l'insieme delle conoscenze condivise tra emittente e ricevente, lo scenario di enunciazione (ovvero il tempo ed il luogo in cui si inserisce l'atto comunicativo), il tipo di codice utilizzato (che può essere di natura verbale ma anche gestuale, cinesica e paralinguistica[13]), la selezione della natura dell'evento comunicativo (un dialogo tra amici, una conferenza, una trasmissione televisiva, ecc.), il canale attraverso cui l'atto comunicativo viene eseguito (via orale o scritta, via televisiva o dal vivo, ecc.), gli scopi che gli interlocutori presuppongono che l'emittente voglia conseguire con l'atto comunicativo.

I meccanismi della elaborazione inferenziale e la nozione di implicatura

Fino a questo momento sono stati individuati e descritti tre livelli di elaborazione cognitiva che intrecciandosi contribuiscono a formare un evento comunicativo: il *livello di elaborazione linguistica*, responsabile dell'assemblaggio di fonemi e morfemi in sillabe e parole e di più parole in sintagmi e frasi; il *livello di elaborazione comunicativa* preposto alla selezione di ciò che gli interlocutori vogliono comunicare (l'atto linguistico illocutorio e perlocutorio); il *livello di elaborazione contestuale*, che mantiene attivo un certo background cognitivo che permette di calare gli atti co-

---

[13] Per **codice cinesico** si intende l'insieme dei movimenti corporei che coadiuvano la comunicazione verbale, come ad esempio il movimento degli occhi o *eye gaze*, delle braccia, del capo, ecc. Per **codice paralinguistico** si intende invece l'inserzione di materiale fonologico non dotato di valore linguistico come pause piene (o *fillers*) come *ehm, sì, insomma*.

municativi in una determinata situazione comunicativa. È giunto il momento di prendere in considerazione un ulteriore aspetto della elaborazione comunicativa che consente di connettere insieme i tre livelli appena esaminati, ovvero l'*elaborazione inferenziale* alla base della reale comprensione degli atti comunicativi. L'elaborazione inferenziale (o, più semplicemente, **inferenza**) è il meccanismo che permette di andare oltre il significato letterale di uno o più enunciati così da comprendere le reali intenzioni comunicative degli interlocutori al punto tale da essere concepita come uno degli aspetti cruciali dell'elaborazione linguistica (Harris, 1981[14]; Lehman e Tompkins, 2000).

In numerose situazioni sperimentali è stato possibile accertare la realtà psicologica dei meccanismi inferenziali. Ad esempio, Glenn (1978) riporta casi di soggetti che, sottoposti a compiti di esposizione di storie precedentemente lette o udite, tendono ad includere nella loro narrazione le inferenze tratte dal testo mostrando in tal modo di aver incorporato nella loro comprensione delle storie le inferenze da essi stessi elaborate. Inoltre, è stata riscontrata una tendenza significativa a mostrare notevoli difficoltà in compiti in cui sia richiesto di distinguere tra le informazioni esplicitamente fornite da un testo e le informazioni inferite dal testo stesso. Singer e Ferreira (1983) hanno dimostrato che soggetti sottoposti a lettura o ascolto di storie, se sottoposti a prove di verifica sulla verità o falsità di certe affermazioni in relazione a quanto udito, tendono ad avere i medesimi tempi di risposta sia in relazione ad affermazioni inerenti informazioni esplicitamente presenti nel testo sia in relazione ad idee inferite dal testo stesso.

In generale, è possibile distinguere tra quattro tipi di inferenza:

1. si parla di *inferenza logica* quando da un enunciato è possibile evincere informazioni riguardanti l'oggetto della conversazione. Ad esempio, nel momento in cui viene elaborato l'enunciato "Antonio si è laureato" è immediatamente chiaro sia all'emittente che al ricevente che Antonio è di sesso maschile, poiché questa informazione è ricavabile dalla connessione logico-linguistica fornita dall'accordo maschile all'interno dell'enunciato;

2. le *inferenze elaborative* (in inglese *elaborative inferences*) consentono di estendere l'informazione fornita esplicitamente dal testo con informazioni implicite ricavabili dall'insieme delle conoscenze generali che emittente e ricevente presuppongono di condividere. Ad esempio, nel caso dell'enunciato "Antonio si è laureato" è possibile inferire che Antonio è probabilmente un giovane di circa 23 – 27 anni, che il suo livello culturale è alto, ecc.;

3. le *inferenze-ponte* (in inglese *bridging inferences*, *coherence inferences* o anche *backward inferences* per la loro caratteristica di connettere quanto detto precedentemente con il resto della trattazione) consentono di connettere in modo coerente proposizioni apparentemente non correlate (McKoon e Ratcliff, 1992;

---

[14] Harris (1981) in particolare definisce il meccanismo inferenziale come una costruzione di significato che il fruitore di un testo (orale o scritto) trae dal testo stesso andando oltre quanto esplicitamente asserito.

Graesser et al. 1994). Si consideri ad esempio la seguente coppia di frasi connesse tra loro: *Marta è troppo stanca per finire quel libro. Sono già passati cinque anni da quando ha cominciato a scriverlo* (esempio tratto da Brownell et al., 1986). Al termine della prima frase un eventuale ascoltatore potrebbe inferire che Barbara stia leggendo un libro noioso. Tuttavia, nel momento in cui viene elaborata la seconda frase viene ricevuta una informazione nuova, e cioè che Marta non sta leggendo il libro in questione ma lo sta scrivendo. In questo caso la seconda frase permette di fare una inferenza sul reale contenuto comunicativo della frase precedente;

4. in base a quanto udito o letto, le *inferenze predittive* (in inglese *predictive inferences* o anche *forward inferences*) consentono di crearsi delle aspettative su ciò che verosimilmente può accadere, rendendo in tal modo più snella e immediata la comprensione (McKoon e Ratcliff, 1992; Graesser et al., 1994). Se, ad esempio, si legge in un testo o si sente in una conversazione che una nave è pronta alla partenza, il lettore/ascoltatore sarà in grado di inferire che la nave partirà a breve. Una prova indiretta dell'esistenza di questo tipo di meccanismo inferenziale consiste, ad esempio, nella capacità da parte dei parlanti di essere spesso in grado di completare gli enunciati non ancora terminati dai locutori. Mentre sull'esistenza di meccanismi inferenziali di tipo elaborativo, logico e ponte non ci sono dubbi di sorta, per quanto riguarda le inferenze predittive sono stati ottenuti dati contrastanti che sembrerebbero indicare una loro possibile attivazione selettiva solamente in presenza di determinate circostanze tutt'ora da chiarire (Beeman et al., 2000; McKoon e Ratcliff, 1992).

Constatando che nella quasi totalità delle situazioni comunicative i parlanti vogliono comunicare ben più di quanto dicono, Grice (1989) ha tracciato una distinzione tra le nozioni di *significato frasale*, inteso come la semplice somma dei significati letterali presenti in una frase, e *significato del locutore*, il significato che chi emette l'enunciato *intende* comunicare all'interlocutore. Il processo inferenziale alla base dell'estrazione dall'enunciato percepito dei significati realmente comunicati è noto come **implicatura conversazionale**. Secondo Grice (1989), l'implicatura conversazionale di un enunciato all'interno di un atto linguistico in un determinato contesto corrisponde a ciò che viene a tutti gli effetti comunicato da quel dato enunciato calato in quel dato contesto in relazione a determinate circostanze di enunciazione. Secondo Grice, infatti, l'efficacia di uno scambio comunicativo è legata all'abilità degli interlocutori di rispettare il *Principio di Cooperazione*, secondo cui eventuali contributi ad una conversazione devono essere conformi al contesto situazionale e conversazionale rispettando quattro "regole di condotta", o massime, che i partecipanti all'atto comunicativo assumono di condividere. Le massime sono le seguenti:

1. la massima di quantità, secondo cui la quantità di informazione apportata deve essere appropriata al contesto, né eccessiva, né troppo esigua;

2. la massima di qualità, in base alla quale si assume che l'informazione veicolata debba essere vera[15];

---

[15] Si noti che in questo caso la menzogna è una violazione della massima di qualità.

3. la massima di rilevanza, secondo cui l'informazione veicolata deve essere sempre pertinente al contesto;

4. la massima di modo, in base alla quale bisogna essere il più chiari e diretti possibile, così da evitare l'insorgere di ambiguità o di fraintendimenti.

Nel corso di una normale conversazione vengono tratte continuamente implicature ed inferenze di varia natura ed è importante sottolineare che l'insieme di queste implicature già attivate non viene soppresso frase per frase, venendo ad accumularsi nella memoria a breve termine degli interlocutori così da creare una rete di implicazioni referenziali che contribuiscono a costituire lo sfondo contestuale dell'atto comunicativo stesso.

La natura dei significati non letterali

Uno degli aspetti più interessanti della comunicazione verbale è la capacità di esprimere gli stessi significati sia in modo letterale che non letterale: non sempre intendiamo comunicare quello che effettivamente diciamo! Rientrano nella gamma dei meccanismi di comunicazione non letterale le forme idiomatiche, i proverbi, le formule rituali di saluto, le richieste indirette[16], le battute di spirito, il sarcasmo[17], le figure retoriche e la metafora.

Sono state proposte diverse teorie per spiegare i meccanismi di comprensione dei significati non letterali del linguaggio. Ad esempio, in alcuni studi (Searle, 1979) è stato dimostrato che i significati letterali vengono elaborati prima di quelli non letterali implicando in questo modo l'esistenza di un meccanismo di comprensione definito *modello multi-livello*, basato sulla nozione del Principio di Cooperazione di Grice. In base a questo modello in un primo momento verrebbe semplicemente elaborato il senso letterale veicolato dalla frase udita/letta. A questa preliminare fase di comprensione letterale seguirebbe una seconda fase di elaborazione metalinguistica e pragmatica dell'informazione ricevuta alla ricerca di elementi per determinare l'esattezza o meno della prima interpretazione letterale. Nel caso in cui venga riconosciuta una certa incongruenza tra significato letterale e situazione contestuale viene attivato il meccanismo inferenziale alla ricerca dei significati non letterali ap-

---

[16] La richiesta indiretta consiste nel chiedere qualcosa in modo non esplicito. Si consideri ad esempio una situazione in cui due individui si trovino in una stanza molto calda ed uno dica all'altro indicando la finestra "Certo che fa proprio caldo qui dentro". È chiaro che in questo caso l'intenzione comunicativa del locutore non sarà quella di fare constatazioni sul clima, ma di rivolgere al suo interlocutore la richiesta implicita di aprire la finestra.

[17] Il sarcasmo costituisce una forma interessante di linguaggio non letterale poiché l'intenzione comunicativa del locutore è esattamente l'opposto del significato letterale veicolato, per cui una adeguata comprensione di un'espressione sarcastica richiede l'abilità da parte dell'interlocutore di risalire al reale significato che il locutore intende comunicare. Si consideri ad esempio una ideale situazione comunicativa in cui due amici, andati al cinema a vedere un film che non è piaciuto affatto, alla vista di un terzo amico esclamano: "Quel film è proprio una perla!". In questo caso il terzo amico dovrà trarre dal contesto situazionale e conversazionale le informazioni per risalire alle reali intenzioni comunicative dei locutori.

propriati al contesto. In accordo con questa teoria, Temple & Honeck (1999) riportano casi di soggetti in grado di elaborare proverbi costituiti da materiale lessicale letterale più velocemente dei proverbi non letterali avvalorando in tal modo l'ipotesi di un'iniziale fase di elaborazione letterale.

Il modello multi-livello contrasta tuttavia con una serie di dati scaturiti da altre situazioni sperimentali secondo cui l'elaborazione di espressioni non letterali non richiederebbe tempi maggiori rispetto a quella di espressioni letterali (ad esempio Gibbs et al. 1989). Per spiegare questi dati sono state proposte due teorie:

1. secondo il *modello ad accesso diretto* il significato non letterale verrebbe reperito immediatamente nella memoria del lettore/interlocutore senza dover passare prima attraverso una elaborazione letterale (Gibbs, 1986);
2. secondo il *modello di elaborazione parallela* sia il significato letterale che il significato non letterale di una medesima espressione verrebbero elaborati in parallelo e non in successione (Inhoff et al. 1984).

I contributi dell'emisfero destro alla elaborazione dell'informazione pragmatica

Numerosi studi sono stati condotti allo scopo di determinare l'eventuale presenza di contributi dell'emisfero destro nella elaborazione dell'informazione pragmatica. Nel complesso sono state rilevate marcate difficoltà nel **trattamento degli aspetti non letterali del linguaggio,** come la comprensione di forme idiomatiche (Van Lancker e Kempler, 1987) e proverbiali (Hier e Kaplan, 1980), di richieste indirette (Stemmer et al., 1994), del sarcasmo (Tompkins e Mateer, 1985; Tompkins e Flowers, 1985; Weylman et al., 1989; Kaplan et al., 1990; Brownell et al., 1992; Winner et al., 1998) e di figure retoriche come la similitudine e la metafora (Winner e Gardner, 1977). Spesso i cerebrolesi destri sono più in grado di **trarre le inferenze appropriate al contesto** (Brookshire e Nicholas, 1984; Brownell et al., 1986; McDonald e Wales, 1986; Wapner et al., 1981; Kaplan et al., 1990; Winner et al., 1998; Beeman, 1993; Beeman et al., 2000; Lehman e Tompkins, 2000), come nel caso della comprensione di battute di spirito (Bihrle et al., 1986; Brownell et al., 1983; Gardner et al., 1975; Wapner et al., 1981), delle implicature conversazionali (Kasher, Martori, Soroker, Graves e Zaidel, 1999), delle intenzioni comunicative dei loro interlocutori (Sabbagh, 1999), nell'integrazione delle informazioni nuove con quelle fornite in precedenza nel corso di una conversazione (Brownell et al., 1992; Schneiderman et al., 1992; Weylman et al., 1989) e nella comprensione del succo di un discorso o della trama di una storia presentata sia oralmente che visivamente attraverso figure (Hough, 1990; Joanette et al., 1986; Myers, 1993; Brownell et al., 1995).

Nei paragrafi che seguono l'attenzione verrà concentrata sul contributo fornito dall'emisfero destro alla elaborazione dell'informazione pragmatica.

Il ruolo svolto dall'emisfero destro nella generazione di inferenze

Come si è accennato nel paragrafo precedente, le difficoltà riscontrate nei cerebrolesi destri nella adeguata comprensione delle storie che ascoltano o leggono sono in alcuni casi dovute alla loro incapacità, da un lato, di inferire i "concetti non detti" all'interno di una narrazione e, dall'altro, di connettere tra loro i significati veicolati da più enunciati in un insieme omogeneo di informazioni. I cerebrolesi destri (Brownell et al., 1986) presentano difficoltà nel rispondere a semplici domande sulla veridicità o falsità di affermazioni basate su informazioni che devono essere inferite dal contesto situazionale e conversazionale; non commettono, invece, errori nel rispondere alle domande sulle affermazioni basate su informazioni esplicitamente fornite dal testo. Le difficoltà sembrerebbero, quindi, risiedere nella generazione delle inferenze necessarie alla comprensione.

Un aspetto interessante della elaborazione inferenziale è costituito dal trattamento di materiale umoristico e/o bizzarro. Brownell e coll. (1983) hanno mostrato come soggetti interessati da lesione monoemisferica destra non siano più in grado di comprendere il senso delle battute di spirito. La comprensione di una barzelletta richiede una complessa elaborazione costituita da una prima fase di comprensione letterale delle singole parole che compongono la battuta (fase di comprensione letterale). A questa prima fase segue una fase in cui viene riconosciuta l'incongruenza con quanto viene di norma ritenuto (fase della sorpresa). Segue, infine, un'ultima fase in cui l'informazione incoerente viene integrata con il contesto così da generare una connessione così improbabile da risultare comica (fase della coerenza). I risultati dell'esperimento condotto da Brownell e coll. (1983), confermati da Bihrle e Gardner (1986), mostrano nei cerebrolesi destri una capacità relativamente preservata di elaborare le prime due fasi, quella della elaborazione linguistica letterale e quella della sorpresa, ma una profonda difficoltà nell'integrare l'informazione incoerente con un "filo logico". Il loro sarebbe dunque prevalentemente un problema di coerenza (v. Cap. 6). Analizzando le produzioni di soggetti cerebrolesi destri in compiti di descrizione di storie, Wapner e coll. (1981) hanno riscontrato un comportamento insolito anche nella descrizione di elementi bizzarri inclusi nelle storie. In particolare, i cerebrolesi destri, contrariamente al gruppo di controllo ed ai soggetti afasici, non mostravano alcuna sorpresa in relazione a elementi strani o comunque bizzarri che fossero contenuti nelle storie, ricordandoli, tra l'altro, in modo più accurato rispetto agli altri gruppi che tendevano a rifiutarli oppure a contestualizzarli in modo da limare la stonatura tematica.

Le difficoltà riscontrate dai cerebrolesi destri nell'elaborazione di inferenze sono state in un primo momento semplicemente attribuite ad una loro ipotetica incapacità di trattare materiale non letterale o alla tendenza a rispondere in modo eccessivamente letterale (Winner e Gardner, 1977; Van Lancker e Kempler, 1987). Beeman (1993), in seguito alla constatazione della prestazione deficitaria dei cerebrolesi destri nella generazione di inferenze ponte basate su relazioni associative tra parole, ha proposto l'ipotesi del *coarse coding*. Secondo questa ipotesi, durante la comprensione di un testo verrebbero utilizzati due meccanismi: in un primo momento verrebbe attivato nell'emisfero destro un ampio campo semantico riguardante i concetti presenti nel testo; in un secondo momento l'emisfero sinistro si occuperebbe di ridurre le attivazioni semantiche ai nuclei semantici effettivamente corrispondenti alle informazioni veicolate dal testo, inibendo l'attivazione di associazioni contestualmente irrilevanti. Di conseguenza, i problemi riscontrati nei cerebrolesi destri in relazione alla generazione di inferenze (inferenze ponte e predittive) sarebbero dovuti non tanto ad una eccessiva "letteralità", quanto all'attivazione di un iniziale campo semantico non sufficientemente ampio. Un dato a favore dell'importanza rivestita dall'emisfero destro nella elaborazione di espressioni non letterali e di inferenze all'interno di un testo viene inoltre dalla constatazione che queste capacità possono rimanere intatte in seguito a lesioni dell'emisfero sinistro (McDonald e Wales, 1986; Eisenson, 1962; Code, 1987).

La mancata o comunque deficitaria elaborazione inferenziale da parte dei cerebrolesi destri ha come diretta conseguenza la **tangenzialità** osservata in più di una situazione sperimentale nelle loro produzioni. La continua generazione di associazioni tematiche inappropriate spinge i soggetti con lesione emisferica destra a produzioni incoerenti rispetto al filo del discorso. Dati interessanti vengono a questo proposito dai risultati di un recente lavoro sperimentale (Marini, 2002). Tre gruppi di soggetti, uno composto da 11 cerebrolesi destri, un gruppo formato da 11 cerebrolesi sinistri non afasici ed un gruppo di 11 controlli, sono stati sottoposti a compiti di descrizione di brevi storie presentate visivamente sotto forma di figure in ordine corretto o *random* rispetto al senso della storia. Nei compiti di descrizione delle storie presentate sotto forma di figure in ordine casuale, rispetto a controlli e cerebrolesi sinistri, i destri hanno mostrato nella quasi totalità dei casi la tendenza a ricostruire storie dotate di una loro coerenza interna ma non corrispondenti alla storia originale. Il senso di questa loro prestazione è spiegabile se si considera che nella gran parte dei casi i soggetti si sono lasciati andare a descrizioni irrilevanti scaturite a loro volta da altre descrizioni irrilevanti in una catena di libere associazioni che è possibile definire tangenziale.

Contributi emisferici destri alla elaborazione dei significati non letterali

Solo un ristretto numero di esperimenti (e solo negli ultimi 30 anni) sono stati condotti per valutare la comprensione degli aspetti non letterali del linguaggio in soggetti con lesioni emisferiche. Inoltre, i pochi tentativi fatti per avvicinare il problema hanno fornito risultati contrastanti. Mentre alcuni studi hanno mostrato che l'elaborazione deficitaria di certe espressioni non letterali, come ad esempio le espressioni idiomatiche e proverbiali, è dovuta a lesioni dei lobi frontali, altri studi individuano una diretta connessione tra questo tipo di deficit e la presenza di lesioni emisferiche destre o sinistre.

Studi condotti per valutare eventuali relazioni tra lesioni emisferiche destre ed insorgenza di deficit nella comprensione degli aspetti non letterali dei significati lessicali (Winner e Gardner, 1977; Myers, 1979; Hier e Kaplan, 1980; Brownell et al., 1986; Van Lanker e Kempler, 1987; Weylman et al., 1989) hanno mostrato nei cerebrolesi destri una generale riduzione della capacità di comprensione rispetto ai controlli.

Kaplan et al. (1990), in un esperimento volto a determinare se, in seguito a lesione emisferica destra, fosse ancora possibile comprendere forme di sarcasmo, riportano una spiccata tendenza da parte dei cerebrolesi destri a trattare letteralmente le frasi sarcastiche, non essendo quindi più in grado di astrarre il reale valore comunicativo ad esse associato. Similmente, altri studi hanno mostrato le difficoltà da parte dei cerebrolesi destri nell'elaborazione di richieste indirette. Winner e Gardner (1977), in un compito in cui i soggetti dovevano associare a determinate immagini le espressioni metaforiche corrispondenti, riportano una preservata abilità di generare le corrette associazioni nei soggetti afasici ed una spiccata tendenza da parte dei cerebrolesi destri ad associare immagini connesse al significato letterale delle espressioni non letterali. Van Lancker e Kempler (1987) similmente riportano prestazioni deficitarie da parte dei cerebrolesi destri rispetto ai sinistri in compiti di comprensione di espressioni idiomatiche.

Una possibile spiegazione delle difficoltà riscontrate nella elaborazione di aspetti non letterali del linguaggio risiede nelle differenti modalità di elaborazione semantica nei due emisferi (v. Cap. 4). Mentre l'emisfero destro è in grado di gestire parole collegate da relazioni semantiche molto distanti (Beeman et al., 1994; Chiarello et al., 1990), inclusi i significati non letterali ed ambigui associati ad una stessa parola (Burgess e Simpson, 1988), l'emisfero sinistro è responsabile di attivazioni di campi semantici ben più limitati, collegando parole con in comune relazioni semantiche molto strette. Di conseguenza, mentre l'emisfero sinistro seleziona i significati più rilevanti di una parola ed il suo specifico contesto semantico, l'emisfero destro non è in grado di selezionare il valore semantico di una singola parola, mantenendo tuttavia attiva la serie di connessioni semantiche ad essa associate (Beeman, 1993). I cerebrolesi destri non potendo attivare in modo corretto i campi semantici associati ad una data parola (o ad un insieme strutturato di frasi) non sono più in grado di comprendere forme non letterali come i modi di dire (come ad esempio *fare di tutta l'erba un fascio*, o *stare in una botte di ferro*), essendo le loro capacità interpretative limitate al significato specifico di una data parola (il suo significato letterale) elaborato dal solo emisfero sinistro. Lo stesso potrebbe valere, dunque, anche per tutti gli altri tipi di espressioni non letterali, inclusi il sarcasmo e le richieste indirette.

La codificazione linguistica degli stati emotivi

Un aspetto interessante della competenza pragmatica riguarda le modalità di elaborazione degli aspetti emotivi veicolati da testi linguistici. Numerose osservazioni cliniche e sperimentali evidenziano l'importante ruolo svolto dall'emisfero cerebrale destro nella elaborazione emotiva di materiale testuale. Sono stati osservati pazienti con lesione emisferica destra non più in grado di associare contenuti emotivi specifici alle espressioni facciali dei loro interlocutori (McDonald e Wales, 1986) o di produrre un comportamento adeguato alle situazioni in cui la conversazione ha luogo e di reagire in modo coerente di fronte allo humor (Cicone et al., 1980). I cerebrolesi destri mostrano problemi nella elaborazione di materiale linguistico volto a veicolare contenuti emotivi, come nella comprensione di barzellette (Gardner et al., 1975) e nella discriminazione del tipo di emozione veicolato da una frase o da una immagine (Cicone et al., 1980). Chiaramente, la difficoltà mostrata dai cerebrolesi destri nel comprendere l'emozione tradita da una espressione facciale (Borod, 1993) oppure da un gesto o dal tono di voce di un interlocutore (Lalande et al. 1992) si traduce in un tipo di deficit comunicativo estremamente difficile da individuare e quantificare (Brownell et al., 1992).

Nei soggetti interessati da lesione monoemisferica destra è stata osservata una riduzione della competenza pragmatica durante l'elaborazione di testi caratterizzati da connotazioni emotive. In compiti di descrizione di storie dotate di contenuti emotivi, Gardner e coll. (1983) riportano ad esempio il caso di soggetti cerebrolesi destri in cui, gli elementi emotivi o bizzarri attivano connessioni tematiche inappropriate e tangenziali. Bloom e coll. (1992) hanno sviluppato un test basato sulla presentazione, tramite figure, di storie dotate di contenuto emotivo, neutrale oppure semplicemente visuospaziale, a soggetti cerebrolesi destri, sinistri e controlli. I risultati hanno mostrato che il numero di parole prodotto era equivalente nei tre gruppi e che i destri ed i sinistri producevano un numero minore di unità tematiche rispetto ai controlli. Tuttavia, i cerebrolesi destri mostravano un deficit selettivo nella produzione di storie dotate di contenuto emotivo mentre sinistri e controlli non presentavano alcuna sensibilità negativa rispetto alla natura del testo. Per approfondire la comprensione di questi aspetti della elaborazione linguistica da parte di cerebrolesi destri, Bloom e coll. (1993), in un esperimento basato sulla presentazione visiva di figure raffiguranti storie, hanno notato nei cerebrolesi destri rispetto a controlli e sinistri un trattamento deficitario degli aspetti pragmatici della comunicazione nelle storie con contenuto emotivo. Questi risultati suggeriscono che la competenza pragmatica interagisce con il tipo di contenuto veicolato: mentre nei cerebrolesi sinistri il contenuto emotivo sembra a tutti gli effetti facilitare il trattamento pragmatico delle informazioni, al contrario nei cerebrolesi destri il contenuto emotivo crea notevoli problemi nel trattamento pragmatico dell'informazione testuale.

Capitolo 6
Contributi emisferici destri alla elaborazione della competenza testuale

Introduzione

La nozione di testo è centrale per comprendere appieno i principi strutturali alla base di interazioni comunicative complesse come la produzione di descrizioni narrative, di richieste dirette ed indirette, di elaborazione di materiale umoristico, ecc. La complessità della nozione di testo risiede nelle necessità di integrare aspetti non solo linguistici (elaborazione fonetico-fonologica, morfologica, sintattica e semantica) e pragmatici (elaborazione inferenziale ed integrazione contestuale) ma anche di natura più specificamente testuale. Nella consapevolezza che dare una definizione il più possibile esaustiva della nozione di testo non sia cosa facile, d'ora in avanti per **testo** si intenderà un insieme strutturato di *proposizioni logiche* connesse fra loro da vincoli di coerenza e di coesione garantiti dal rispetto di schemi testuali propri della competenza comunicativa dei parlanti. Una importante generalizzazione consiste nel fatto che l'etichetta di testo può essere associata tanto ad enunciati elaborati nella modalità orale quanto a frasi prodotte nella modalità scritta, per cui la nozione stessa di testo assume molteplici valenze: una conversazione telefonica, una lezione universitaria, un libro possono essere considerate forme diverse di testo, diverse per il canale di presentazione e per le variabili contestuali extralinguistiche coinvolte.

Il settore della linguistica che si occupa di determinare il funzionamento delle strutture testuali è noto come **linguistica del testo** e si avvale, tra l'altro, di strumenti e risultati derivati da altre discipline che studiano aspetti diversi della realtà testuale come la psicolinguistica e la neuropsicologia: quest'ultima solo dalla fine degli anni '70 ha cominciato ad interessarsi oltre che dei meccanismi della elaborazione linguistica di base anche di quelli della elaborazione testuale.

Le strutture testuali

Perché due o più frasi possano essere riconosciute come appartenenti ad uno stesso testo non basta che siano posizionate casualmente una dopo l'altra, ma devono essere rispettate alcune condizioni di natura contestuale extralinguistica e di natura strutturale linguistica: ciò sia per quanto riguarda la relazione strutturale tra più frasi (livello di elaborazione interfrastico) che per quanto riguarda la relazione strutturale all'interno di una stessa frase (livello di elaborazione intrafrastico). L'elaborazione testuale è in definitiva la *summa* di una serie di elaborazioni interagenti: dal punto di vista della elaborazione linguistica di base all'interno di un testo devono essere rispettati vincoli di natura sintattico-lessicale al fine di garantire l'adeguatezza delle strutture morfosintattiche da un lato e la *coesione intrafrastica* ed *interfrastica* dall'altro; dal punto di vista pragmatico/contestuale devono essere rispettate le condizioni imposte dal contesto e dalla conoscenza condivisa da chi produce il testo e chi ne fruisce; dal punto di vista semantico-concettuale vi deve essere una adeguata coerenza delle tematiche sviluppate e coesione degli elementi linguistici utilizzati; infine, i testi devono rispettare determinate strutture, definite appunto testuali, che partendo dal livello frasale arrivano a strutture più complesse ed ampie come *frames* ed *episodi* (vedi oltre).

Nella figura 6.1 è riportata la rappresentazione schematica dei livelli elaborativi che confluiscono nella globale elaborazione testuale (Kintsch e Van Dijk, 1978; Marini, 2001): un **livello di rappresentazione concettuale**; un livello in cui viene elaborata la **superstruttura del testo**; un livello di pianificazione testuale definito **text base**, a sua volta composto da una **microstruttura** ed una **macrostruttura**; un livello superficiale definito **struttura di superficie**.

L'idea di base è che l'obiettivo finale dell' elaborazione testuale, sia in fase di produ-

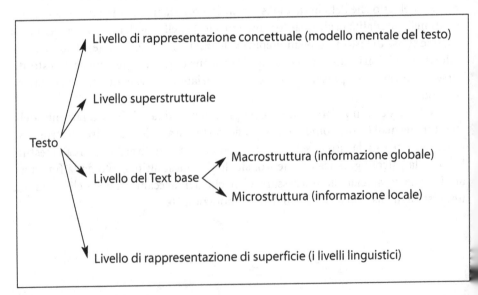

Fig. 6.1. La struttura dei testi

zione che in fase di comprensione, sia la costruzione di una rappresentazione concettuale definita **modello mentale del testo** (Frederiksen et al., 1990). Del **livello di rappresentazione di superficie**, che fa riferimento alla rappresentazione fonologica, morfologica, sintattica e semantica delle singole parole, si è già trattato diffusamente. L'attenzione verrà ora rivolta essenzialmente alla superstruttura del testo ed al suo text base.

La superstruttura del testo

Per **superstruttura del testo** si intende lo schema testuale all'interno del quale qualunque tipo di testo deve in linea di principio rientrare. Esistono superstrutture diverse per tipi testuali diversi, siano essi orali o scritti, favole o barzellette, conversazioni o trasmissioni televisive. Si consideri ad esempio lo schema testuale necessariamente richiesto da un racconto narrativo. In base a quanto verificato in numerose situazioni sperimentali (Mandler e Johnson, 1977; Rumelhart, 1980a, 1980b; Thorndyke, 1977), un racconto per essere ben formato deve possedere una struttura organizzata in una serie di componenti come l'*ambientazione*, la presenza di un *tema*, una *trama* (corrispondente all'interazione tra il livello di elaborazione macrostrutturale ed i livelli di rappresentazione superstrutturale e concettuale del testo [vedi oltre]) ed una *risoluzione finale*. L'ambientazione risulta a sua volta essere costituita da una serie di ulteriori elementi tra cui la presenza di personaggi e l'ambientazione in un luogo ed in un tempo ben preciso. Il tema è suddiviso in un *evento* ed un *fine*. La trama è infine costituita da unità intermedie tra il livello frasale ed il livello testuale definite *episodi*, a loro volta organizzati in unità concettuali legate fra loro in modo da costituire un *fine* ed un *esito* per ogni episodio (Fig. 6.2).

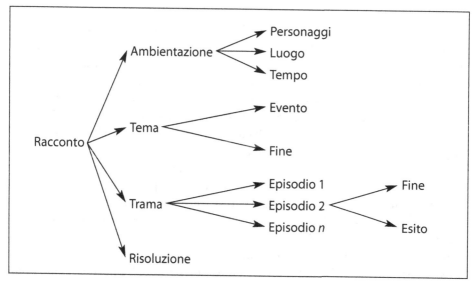

Fig. 6.2. La struttura dei racconti (Marini, 2001)

La presenza di questi schemi esercita notevoli effetti facilitanti sui processi di elaborazione testuale sia in produzione che in comprensione. Haberlandt e coll. (1980) hanno, ad esempio, dimostrato che una medesima serie di frasi viene effettivamente letta e compresa in modo più veloce ed accurato se si trova all'interno di un episodio rispetto ad una sua diversa collocazione, segno questo che l'episodio costituisce effettivamente una unità di elaborazione testuale ben precisa.

Alla nozione di schema fisso nella organizzazione delle strutture testuali Schank e Abelson (1977) hanno proposto di sostituire la ben più dinamica nozione di **script**, consistente nella struttura conoscitiva che chi elabora un testo possiede riguardo situazioni comuni, consuete o comunque stereotipate. Uno script consiste in un numero variabile di **scene** a loro volta composte da **azioni** cui vengono infine assegnati dei **ruoli**. Ad esempio, allo script corrispondente all'idea di comprare un'automobile sono associate le scene corrispondenti alle azioni di entrare in un autosalone, di guardare e scegliere un modello di automobile, di controllarne i consumi ed i costi, di stipulare un contratto, ed i ruoli di venditore dell'autosalone e di acquirente. Si ritiene che la presenza di scripts faciliti e renda più immediata la comprensione di testi da parte di ascoltatori/lettori fornendo un insieme di strutture informative non ricavabili esplicitamente dal testo stesso. Ad esempio, è grazie alla presenza di queste strutture informative che è possibile compiere giudizi riguardanti la pertinenza o meno di un testo, confrontando direttamente quanto ci si aspetta dalla situazione testuale oggetto di descrizione e quanto viene espresso dal testo. Un altro contributo interessante che può essere fornito dalla presenza di questi scripts riguarda la capacità di completare un testo, poiché l'informazione che plausibilmente dovrebbe completare le scene descritte nel testo è disponibile grazie alla attivazione degli scripts corrispondenti. Infine, la presenza di scripts facilita la generazione di inferenze necessarie alla corretta comprensione testuale (Adams e Collins, 1979).

Una visione alternativa alla teoria degli script è costituita dalla teoria del **framework**, basata sul concetto di **frame cognitivo** (Minsky, 1975). L'assunto di partenza è che l'organizzazione concettuale di ciò che si vuole comunicare sia legata all'esistenza di unità concettuali complesse in grado di descrivere situazioni stereotipate definite *frames* (al singolare *frame*). Si consideri ad esempio la struttura concettuale (il frame cognitivo) attivata nel caso di una festa di compleanno. In questo caso, l'insieme delle idee associate alla festa, la presenza di candele sulla torta, della gente che festeggia, dei regali, forma un insieme strutturato di **nodi** concettuali messi in relazione tra loro mediante sistemi di interconnessioni. Ogni nodo concettuale a sua volta attiva in modo indiscriminato le rappresentazioni concettuali ad esso associate (ad esempio la candela può attivare i concetti associati alle candele votive presenti in una chiesa o in un cimitero, alle candele delle automobili, alle candele della torta) e solo i meccanismi di contestualizzazione consentono di eliminare i nodi concettuali superflui delimitando quindi la comprensione solo ai *frames* effettivamente attinenti al testo in questione. I nodi "superiori", cioè i nodi principali da cui si dipartono, ramificandosi, tutti gli altri nodi costituiscono le **in-**

formazioni cruciali (o "idee principali"), quelle più caratteristiche di un determinato frame, mentre i nodi collocati nelle parti inferiori dello schema concettuale costituiscono i **dettagli**, informazioni che di per sé non caratterizzano in modo esclusivo un frame ma che svolgono il compito di arricchirlo di particolari e connotazioni peculiari. È un dato di fatto che, dopo aver assistito ad una conversazione o dopo aver letto un testo, in genere si tendono a ricordare in modo più accurato le idee principali a discapito dei dettagli. Una interessante interpretazione di questo dato viene fornita dal modello di allocazione delle risorse o **resource allocation model** (McNeil et al. 1991), in base al quale l'elaborazione di ogni attività cognitiva richiede l'impiego di un numero variabile di risorse da parte di un sistema che, nel complesso, dispone di risorse in quantità limitata. La comprensione testuale, in quanto una delle attività cognitive più complesse di cui disponiamo, richiede un notevole impiego di risorse. Di conseguenza, tanto più complessa si fa la comprensione tanto maggiore sarà la richiesta di risorse da parte del sistema per eseguire il compito. L'elaborazione delle idee principali richiederebbe una serie di risorse inferiori rispetto ai dettagli per il fatto stesso che le idee principali verrebbero riprese un numero variabile di volte all'interno del testo mentre i dettagli richiederebbero ogni volta una nuova attivazione con il conseguente utilizzo di ulteriori risorse. Questo stato di cose è stato confermato da una serie di esperimenti. In un esperimento volto ad esaminare il trattamento delle idee principali e dei dettagli nella comprensione di storie da parte di soggetti cerebrolesi destri, afasici e controlli, (Nicholas e Brookshire, 1995), tutti e tre i gruppi richiamavano in modo migliore le idee principali rispetto ai dettagli e le idee principali ed i dettagli esplicitamente forniti dal testo venivano elaborati in modo migliore rispetto alle idee principali ed ai dettagli da inferire.

Comprendere o produrre un testo implica dunque che da ogni parola ricevuta o estratta dal lessico venga attivato un determinato frame e che l'insieme dei frames così attivati siano tra loro organizzati in sistemi di *frames* (*frame systems*) per mezzo di elementi linguistici definiti **connettivi**[18]. L'importanza dei connettivi è indubbia, dal momento che è proprio grazie alla loro dosata dislocazione che è possibile distinguere l'organizzazione dei *frames*. Si consideri ad esempio la seguente coppia di enunciati:

> A: "Sto a casa perché piove"
> B: "Sto a casa anche se piove"

Sia A che B sono frasi ben formate dal punto di vista linguistico, con le teste lessicali e funzionali che generano contesti sintattici adeguati. Tuttavia, quanto viene ef-

---

[18] Per **connettivo** si intende l'insieme di avverbi e congiunzioni che mantengono la coesione sintattica e la coerenza semantica del testo: *poi, tuttavia, e, o, nonostante, quando, poiché* [vedi anche il paragrafo "Il livello del text base: la microstruttura e la macrostruttura del testo"].

fettivamente comunicato è diverso poiché i due *frames* di "stare a casa" e di "piovere", con tutti i nodi concettuali che essi attivano, sono messi in relazione tra loro mediante due connettori diversi. In A il connettore causale *perché* unisce i due *frames* instaurando tra il primo ed il secondo un nesso di causalità che ha per motivo scatenante il secondo *frame* ("piove") e per conseguenza il primo ("sto a casa"). In B la situazione comunicata è diversa perché il connettore *anche se* instaura un rapporto di natura concessiva tra i due *frames*.

Uno degli sviluppi della teoria dei frame è costituito dalla teoria dello **Structure Building Framework** (Gernsbacher e Faust, 1991) secondo la quale il processo di comprensione di un testo consiste nella costruzione di una rappresentazione mentale il più possibile coesiva del testo stesso attraverso due fasi elaborative successive. In una prima fase il ricevente si limita a decodificare il segnale acustico o visivo estraendone le informazioni linguistiche di base e generando di conseguenza una serie di proposizioni che contribuiscono a formare l'iniziale struttura mentale corrispondente a quanto il testo vuole comunicare. Segue una seconda fase in cui la struttura testuale *in fieri* riceve una ulteriore elaborazione mediante l'integrazione del prodotto della prima fase con altri tipi di informazioni derivanti dal contesto e dalla conoscenza generale del ricevente. Durante questa seconda fase, il ricevente compie una serie di verifiche vagliando se quanto sta elaborando è compatibile con quanto elaborato nella prima fase. In caso contrario, vengono create delle sottostrutture all'interno delle quali le informazioni precedentemente ottenute vengono affinate mediante processi di cancellazione di informazioni superflue o errate o di integrazione di informazioni aggiuntive (vedi oltre).

Esaminato il livello superstrutturale dell'elaborazione testuale è finalmente possibile affrontare più direttamente il problema della strutturazione del testo stesso.

Il livello del text base: la microstruttura e la macrostruttura del testo

Il *text base* è il livello di elaborazione testuale in cui viene rappresentato il significato del testo sia da un punto di vista locale (microstruttura) che globale (macrostruttura). Il **livello di elaborazione microstrutturale** (o *microstruttura*) elabora il significato veicolato dalle strutture argomentali (v. Cap. 2) generate dalle teste lessicali e funzionali (le *proposizioni*). Ogni proposizione consiste di un **predicato** e di una determinata serie di **argomenti** da esso richiesti. Si noti che le proposizioni possono essere semplici o complesse a seconda che contengano o meno al loro interno un'altra proposizione. Per esempio, nella frase "Il capitano dice che (noi) arriveremo tardi" è possibile distinguere le due proposizioni P1 (**dire**, capitano, a noi) e P2 (**arrivare**, noi, tardi), in cui i due predicati *dire* e *arrivare* generano rispettivamente gli argomenti (capitano, a noi) e (noi, tardi) ed in cui il primo predicato connette tra loro le due proposizioni mediante l'introduzione dell'elemento *che*. Le proposizioni sono dunque legate fra loro per mezzo di vincoli che garantiscono una forte **coesione**[19] **locale** di natura sia strutturale che semantica (Halliday e Hasan, 1976). Per **coesione strutturale** si intende l'uso di elementi lessicali o frasali che contribuiscono alla continuità strutturale del testo pur non arrecando alcun nuovo contributo di tipo semantico (appartengono a questa categoria le pause piene formate da singole parole o da intere frasi [ad esempio, "OK!", "Bene!", "Allora", "dunque", "Vediamo un po'", ecc.] ma anche i rapporti di coreferenza tra due parole all'interno di un sintagma, di una frase o tra due frasi contigue). Per **coesione semantica** si intende invece l'uso di elementi lessicali che oltre a contribuire alla coesione strutturale realizzano anche la continuità del significato del testo. All'interno di questa categoria devono essere inseriti elementi come i *connettivi* (cfr. il paragrafo precedente), relazioni di coreferenza complessa come la sostituzione di elementi lessicali (ad esempio, "Hai visto Marta?" "No, non la ho vista") e le ellissi (come in "Dove hai messo le chiavi?" "[le chiavi le ho messe] Sul tavolo accanto al citofono"). Nell'organizzazione microstrutturale di un testo un ruolo importantissimo è svolto anche dalla *coerenza locale* per garantire la quale è necessario che le proposizioni si riferiscano agli stessi argomenti. Haviland e Clark (1974) hanno dimostrato che le frasi che condividono con frasi già prodotte almeno un referente vengono lette in modo più veloce rispetto a frasi che invece sono completamente indipendenti. Secondo il modello proposto da Kintsch e Van Dijk (1978), l'elaborazione del livello testuale richiede un massiccio impiego delle risorse di memoria di lavoro disponibili in cui le informazioni in entrata o in uscita vengono mantenute attive fino alla conclusione del flusso informativo. In particolare, gli autori suggeriscono che a livello microstrutturale la coerenza locale del testo sia garantita nella memoria a breve termine dalla sovrapposizione di più proposizioni ognuna delle quali consistente in un predicato e nella serie di argomenti tematici da esso attivati mediante i processi di selezione semantica e categoriale delle entrate lessicali. Se gli argomenti delle proposizioni coincidono, queste ultime sono sentite come appartenenti ad un livello strutturale più ampio definito macrostrutturale. Il **livello di elaborazione macrostrutturale** elabora dunque la struttura concettuale associata ad uno o più insiemi di proposizioni e di *frames* attivati, l'argomento unico da esse veicolato, in modo da generare dei *semantic networks* o "reti semantiche". In particola-

---

[19] La coerenza e la coesione sono due meccanismi fondamentali per la comprensione e la produzione di strutture testuali. La distinzione, tracciata per la prima volta da Halliday e Hasan (1976) e ben presto accettata dalla comunità scientifica, implica la presa di coscienza dell'esistenza di due livelli fondamentali per la strutturazione testuale: la **coesione** consiste nella serie di relazioni che si instaurano tra elementi lessicali della struttura di superficie di un testo; il termine **coerenza** indica invece il fatto che il significato globale di un testo deriva non tanto dai singoli significati in esso presenti, ma dall'insieme di relazioni che il fruitore di un testo deve ricostruire tra i diversi significati attraverso l'uso di meccanismi inferenziali. Un ruolo importantissimo nella comprensione di un testo è dunque svolto dalla elaborazione inferenziale, grazie alla quale è possibile risalire alla trama di un testo, alla comprensione di significati non letterali o comunque da inferire la cui importanza per la comprensione testuale è indubbia. Il ruolo svolto dalle inferenze nell'elaborazione testuale consiste in primo luogo nello stabilire relazioni tra le proposizioni che costituiscono il testo ed in secondo luogo nel colmare i vuoti presenti nel testo esplicitamente fornito facendo ricorso all'insieme di conoscenze che produttore e fruitore di un testo assumono di condividere.

re, la macrostruttura condensa l'informazione complessa elaborata dalle proposizioni a livello microstrutturale mediante l'applicazione di tre macroregole (Van Dijk, 1980). La **regola di cancellazione** dell'informazione in eccesso elimina i dati ridondanti ed i dettagli veicolati dalle proposizioni a livello microstrutturale mantenendo attivo il significato associato alle informazioni principali. Le **regole di generalizzazione e di costruzione** consentono di astrarre le informazioni salienti dal set di informazioni veicolate a livello microstrutturale mediante i processi di generalizzazione delle informazioni acquisite e di costruzione di strutture tematiche adeguate al contesto.

La differenza principale che intercorre tra il livello macrostrutturale di un testo e la superstruttura ad esso associata (gli *scripts*, gli *schemi testuali*) consiste nel fatto che queste ultime sono più una descrizione della forma generale che un testo *può* avere piuttosto che la rappresentazione del contenuto semantico che un testo *realmente* ha. Un ultimo dato riguarda il trattamento della coerenza macrostrutturale poiché se a livello microstrutturale deve essere garantita una coerenza locale che coinvolga le strutture argomentali di un piccolo gruppo di entrate lessicali, a livello macrostrutturale deve invece essere mantenuta una coerenza globale, consistente nell'organizzazione delle microstrutture testuali in blocchi informazionali dotati di coerenza interna.

Ricapitolando

Ricapitolando quanto detto finora, la comprensione di un testo, orale o scritto, richiede una serie di complesse elaborazioni. Al livello della elaborazione linguistica di base vengono elaborate parole raggruppate in sintagmi fino a formare frasi. Ad un livello più alto e complesso queste frasi vengono elaborate da un punto di vista pragmatico, così da produrre frasi adeguate ad un contesto conversazionale e situazionale, e da un punto di vista testuale, in modo da estrapolare dalle frasi i concetti logici (le *proposizioni*) che si vogliono comunicare. Come esito di questa prima fase di astrazione viene generato un livello di elaborazione concettuale del testo definito *livello microstrutturale*. A questo punto, l'attivazione di *meccanismi inferenziali* consente di integrare più proposizioni tra loro e con quanto è già stato comunicato formando in tal modo un secondo livello di elaborazione concettuale definito *livello macrostrutturale*. L'informazione macrostrutturale così derivata dal testo "dialoga" con gli schemi testuali presenti nella competenza testuale dei parlanti associati ai concetti di *script* e *frame* (indipendenti dal singolo testo) e con l'insieme di conoscenze che chi riceve il testo possiede in modo da affiancare al contenuto proposizionale del testo anche una *struttura concettuale* testo specifica (o *rappresentazione mentale del testo*). Il processo di generazione della struttura concettuale associata al testo è dunque reso possibile dall'integrazione di proposizioni esplicitamente fornite dal testo, di proposizioni inferite dal ricevente e di informazioni derivanti dal contesto situazionale e testuale con la conoscenza implicita degli schemi testuali da parte dei parlanti.

Elaborazione testuale ed emisfero destro

Come si è potuto constatare, i processi cognitivi alla base della elaborazione testuale sono estremamente complessi e diversificati, coinvolgendo contemporaneamente tutti i livelli della elaborazione linguistica, dalla selezione fonetico-fonologica, morfosintattica e semantica delle parole e delle frasi da usare alle rappresentazioni di natura proposizionale e concettuale. Questa complessità cognitiva si riflette indubbiamente sulle strutture cerebrali coinvolte, che vanno ben oltre quelle prese in considerazione nei normali processi linguistici fino a non molto tempo fa. Studi neuropsicologici volti a vagliare le modalità di elaborazione testuale risalgono infatti a non prima della fine degli anni '70, quando lo sviluppo della linguistica del testo condusse all'individuazione di strutture non precedentemente prese in considerazione ed alla conseguente elaborazione di situazioni sperimentali ideate allo scopo di determinare la natura cognitiva dei processi coinvolti nella elaborazione testuale (Stachowiak et al., 1977). Esattamente come nel caso della integrazione di informazioni contestuali mediante i meccanismi di elaborazione inferenziale (per l'elaborazione pragmatica v. Cap. 5), anche per quanto riguarda l'elaborazione testuale i cerebrolesi destri presentano deficit di natura ben diversa rispetto a quelli presentati dai soggetti afasici. Mentre questi ultimi mostrano problemi di elaborazione testuale dovuti principalmente ad una loro incapacità nell'elaborare in modo adeguato le strutture linguistiche lessicali e frasali più che nella elaborazione di aspetti più specificamente testuali (Waller e Darley, 1978; Brookshire e Nicholas, 1984; Katsuki-Nakamura et al., 1988; Caplan e Evans, 1990), risultati completamente diversi sono stati ottenuti negli esperimenti che hanno coinvolto soggetti interessati da lesione monoemisferica destra. Nella **produzione** testuale questi ultimi mostrano problemi nell'organizzazione delle tematiche da comunicare e scarsa coerenza a causa della deficitaria integrazione delle informazioni presenti nel testo in un insieme strutturato di unità concettuali (Delis et al., 1983; Bryan, 1988; Hough, 1990). Anche il contenuto informativo veicolato durante la riproduzione di testi appare ridotto (Joanette et al., 1986). In **comprensione** i soggetti interessati da lesione monoemisferica destra mostrano problemi nell'integrazione di informazioni complesse derivate dal contesto situazionale e discorsivo (Delis et al., 1983; McDonald e Wales, 1986; Myers, 1990; Brownell et al., 1992)[20].

---

[20] Va tuttavia sottolineato che non tutti gli studi hanno confermato la difficoltà da parte dei cerebrolesi destri nel trattare il materiale contestuale o addirittura nel comprendere i significati non letterali del linguaggio (cfr. Stachowiak et al., 1977; Weylman et al., 1989). Comunque, questa apparente incongruità di risultati può essere spiegata dai risultati ottenuti da Tompkins e Mateer (1985) e Brownell e coll., (1986) che confermano la conservazione della capacità di trarre inferenze anche nei cerebrolesi destri ma gettano una nuova luce sul trattamento delle inferenze generate. In altri termini, i cerebrolesi destri sarebbero ancora in grado di trarre inferenze riguardanti aspetti diversi della elaborazione testuale (dall'integrazione di informazioni contestuali ed extracontestuali alla comprensione degli aspetti non letterali del linguaggio) pur non essendo più in grado di modificarle in base a quanto viene richiesto dalla situazione testo-specifica.

In quanto segue verranno descritti i deficit riscontrati nei cerebrolesi destri al livello della elaborazione microstrutturale e macrostrutturale ed al livello della rappresentazione concettuale ritualizzata (livello superstrutturale) e testo-specifica (livello della rappresentazione mentale del testo da elaborare).

Il ruolo svolto dall'emisfero destro nella elaborazione microstrutturale

Per quanto riguarda l'elaborazione microstrutturale dei testi, rispetto ai controlli i cerebrolesi destri tendono ad avere una produzione lessicale a volte quantitativamente e qualitativamente inferiore, a volte paragonabile con essi. Ad esempio, mentre Joanette e coll. (1986) e Frederiksen e Stemmer (1993) non riportano differenze significative tra cerebrolesi destri e controlli nel numero di parole prodotte e di nuclei *semantici* individuati ed elaborati, in altri casi è stato riscontrato nei cerebrolesi destri un tasso di produzione lessicale ed una elaborazione di unità tematiche inferiore ai controlli (Uryase et al., 1989). Come mostrato in Marini (2002) questi risultati discordanti possono essere spiegati chiamando in causa la diversa natura degli stimoli utilizzati per spingere i soggetti a produrre delle descrizioni. In particolare, nelle descrizioni di storie presentate sotto forma di testi da leggere i cerebrolesi destri non presentano particolari problemi lessicali e semantici, mostrando in tal modo di poter sfruttare strutture linguistiche già fornite in modo efficace. In compiti in cui devono essere descritte storie presentate sotto forma di vignette, invece, le produzioni microstrutturali dei cerebrolesi destri sono carenti in relazione alla contestualizzazione delle parole appropriate al contesto linguistico ed extralinguistico, ed in relazione alla selezione delle corrette unità tematiche.

Anche in relazione all'uso dei connettivi necessari a garantire una adeguata coesione testuale i risultati sono discordanti. Huber e Gleber (1982) e Frederiksen e Stemmer (1993) non hanno riscontrato differenze significative nell'uso dei connettivi tra i controlli ed i cerebrolesi destri. Davis e coll., (1997), pur non riportando alcuna differenza significativa nel trattamento dei legami coesivi da parte dei cerebrolesi destri rispetto ai controlli, constatano la presenza di una certa differenziazione nella qualità dei legami coesivi prodotti calcolata rapportando il numero di legami coesivi completi ed accurati con il numero totale di parole emesse. Al contrario, Uryase (1988) riporta un uso inefficace ed incompleto dei connettivi ed altri studi (Uryase et al., 1991; Bloom et al., 1993; Bloom, 1994) hanno mostrato nei cerebrolesi destri una prestazione deficitaria rispetto ai controlli anche nella produzione di legami coesivi implicanti rapporti di coreferenza. In particolare, (Bloom et al., 1993) i cerebrolesi destri compiono molti errori nel legare le proposizioni tra loro principalmente per un uso non corretto dei meccanismi di coesione (pronomi senza i loro antecedenti, uso di termini indefiniti o di espressioni deittiche, ecc.).

Poiché il livello di elaborazione microstrutturale è responsabile della connessione logica delle proposizioni e poiché non sempre le connessioni tra proposizioni sono rese in modo palesemente esplicito nel testo, un ruolo importantissimo nella elaborazione microstrutturale è svolto dalle elaborazioni inferenziali necessarie a connettere le proposizioni tra loro e con il contesto situazionale e conversazionale. I risultati degli esperimenti condotti su soggetti interessati da lesioni monoemisferiche destre sono anche in questo caso controversi. Se da un lato sono stati riscontrati problemi nel compiere ragionamenti di tipo sillogistico, nel trarre inferenze logiche (Caramazza et al., 1979; Read, 1981) e nel generare inferenze da testi narrativi (Moya et al., 1986), altri studi non hanno potuto confermare questi risultati (Joanette e Goulet, 1987). I cerebrolesi destri possono presentare problemi nel trarre le corrette inferenze richieste da un testo nonostante sia integra la loro capacità di compiere giudizi intorno alla possibilità che le inferenze fornite dagli esaminatori siano corrette oppure inappropriate (Brownell et al., 1986; McDonald e Wales, 1986; Joanette e Goulet, 1987). Mostrano inoltre problemi nel fare predizioni plausibili (inferenze predittive) circa il finale delle storie (Rehak et al., 1992) loro presentate come anche nella elaborazione dei significati non letterali necessari per una corretta comprensione testuale. Il ruolo svolto dalla utilizzazione di materiale linguistico non letterale nella comprensione testuale non è ancora definitivamente chiarito. Mentre Brookshire e Nicholas (1984) e Katsuki-Nakamura e coll., (1988) non hanno riportato alcuna differenza significativa nella comprensione di nuclei tematici principali o di dettagli presentati in modo diretto oppure non letterale in soggetti interessati da lesione emisferica destra così come in soggetti afasici, Nicholas e Brookshire (1986) hanno riscontrato un effetto facilitante della letteralità sulla comprensione dei dettagli di una storia ma non sulla comprensione delle idee principali. Secondo questi autori l'effetto facilitante della letteralità sulla comprensione dei dettagli lasciati impliciti non era stato riscontrato nelle situazioni sperimentali precedenti a causa della natura dei processi inferenziali coinvolti, che richiedevano per lo più la generazione di semplici parafrasi delle frasi presenti effettivamente nel testo e non la generazione di inferenze ponte che integrassero i contenuti delle storie con l'insieme delle conoscenze generali e contestuali a disposizione dei soggetti.

Il ruolo svolto dall'emisfero destro nella elaborazione macrostrutturale

Per quanto riguarda l'organizzazione del livello macrostrutturale dei testi da parte dei cerebrolesi destri sono stati riportati problemi nell'ordinamento coerente di frasi presentate in ordine casuale per formare piccoli testi (Wapner et al., 1981; Huber e Gleber, 1982; Delis et al., 1983; Gardner et al., 1983; Schneiderman et al, 1992). Delis (1980), confrontando le prestazioni di soggetti non cerebrolesi con quelle di pazienti cerebrolesi destri nel ricostruire storie a partire da frasi presentate in ordine casuale, ha individuato una prestazione deficitaria da parte dei cerebrolesi destri. Prestazioni deficitarie da parte dei destri nell'organizzare gruppi di frasi in un testo coerente sono state riportate anche in molti altri casi. Gardner e coll. (1983), ad esempio, hanno riscontrato una notevole difficoltà rispettivamente nel contestualizzare una frase e nell'organizzare più frasi in testi narrativi coerenti nonostante la presenza di una competenza linguistica di base (lessicale e sintattica) apparentemente intatta. Similmente, mentre Delis e coll., Wapner e coll. (1983) si limitano a descrivere le deficitarie prestazioni dei cerebrolesi destri in termini di incapacità nell'integrare insiemi di frasi in un testo coerente, Brownell et al., (1986) motivano questa prestazione deficitaria come una incapacità nel trarre le inferenze adeguate per connettere le frasi fra loro (inferenze ponte) e con il contesto linguistico e situazionale. La prestazione deficitaria dei destri non riguarda solamente l'integrazione di più frasi in un insieme coerente, ma interessa anche la stessa capacità nel manipolare le strutture testuali che abbiamo definito in precedenza nei termini di *frameworks* e di *schemi testuali*. I cerebrolesi destri mostrano problemi nel *comprendere il "succo del discorso"* e nell'*assegnare il titolo* appropriato ad un testo nel caso in cui il titolo della storia non sia stato preventivamente fornito dallo sperimentatore (Moya et al., 1986; Hough, 1990; Rehak, et al., 1992; St George et al., 1999). Ad esempio, (Hough, 1990) i cerebrolesi destri non sono in grado di risalire all'organizzazione macrostrutturale dei paragrafi che formano un testo per la loro incapacità nel connettere le unità tematiche in un coerente network semantico, specialmente quando la presentazione del tema centrale della storia avviene solamente alla fine del compito (mentre sono in grado di costruirsi delle rappresentazioni concettuali coerenti del testo quando il titolo o l'idea principale veicolata dal testo viene fornita all'inizio). Questo fatto sembrerebbe indicare un effetto facilitante della conoscenza preventiva delle tematiche sviluppate nel testo. Vista la caratteristica interattiva della elaborazione testuale, che come si è visto integra le informazioni provenienti dal testo con informazioni di livello più alto (le rappresentazioni concettuali o frames che fanno parte della competenza testuale), l'incapacità da parte dei cerebrolesi destri di collegare coerentemente le tematiche in caso di mancata presentazione del tema della storia potrebbe indicare una loro incapacità nell'elaborazione in senso testuale di materiale linguistico proveniente "dal basso" e nello sviluppare le connessioni tra nuclei semantici presenti nel testo in assenza di una linea guida fornita dalla rappresentazione concettuale. Interessante a questo proposito è l'esperimento condotto da St George e coll. (1999) che hanno valutato mediante Risonanza Magnetica Funzionale (fMRI) la capacità di soggetti normali di comprendere delle brevi storie, metà dotate di titolo, metà senza titolo. Il dato interessante consiste non tanto nell'attesa attivazione di aree nell'emisfero sinistro durante la comprensione delle singole parole o di brevi frasi, ma soprattutto nell'attivazione di aree dell'emisfero destro in relazione alla comprensione di storie il cui titolo non fosse stato preventivamente fornito. Questo dato contribuirebbe dunque ad indicare una specializzazione dell'emisfero destro nella integrazione di frasi diverse in un blocco testuale coerentemente organizzato. La maggiore attivazione dell'emisfero destro nella condizione di assenza di titolo è riconducibile al tentativo che questo emisfero deve compiere per integrare le informazioni ricevute in un insieme organico. In altri termini è come se il titolo, ovvero l'idea principale che funge da connettore delle tematiche presenti in un testo dovesse essere ricavato dal testo stesso.

Per quanto riguarda la creazione di network semantici adeguati, conseguenza di una corretta *selezione di unità tematiche principali e secondarie (o dettagli)*, mentre Brookshire e Nicholas (1984) e Nicholas e Brookshire (1995) riportano una preservata ritenzione delle unità tematiche principali rispetto ai dettagli nei destri rispetto ai controlli, in altri studi (Joanette et al., 1986; Uryase, 1988; Uryase et al., 1989; Sherratt e Penn, 1990) è stata riscontrata una prestazione impoverita a causa dell'uso massiccio di dettagli a scapito delle idee principali. Un deficit nella elaborazione delle unità tematiche principali potrebbe essere alla base della osservata produzione tangenziale e confusa dei cerebrolesi destri (v. Cap. 5). L'emisfero destro potrebbe essere responsabile della connessione di un numero variabile di unità concettuali in network semantici mediante strategie volte a organizzare le suddette unità tematiche in insiemi coerenti: è logico ritenere, quindi, che una sua lesione possa portare alla mancata attivazione di questi processi organizzativi e dunque ad un uso potenzialmente non organizzato dei nuclei concettuali associati alle unità tematiche attivate dal testo.

Il ruolo svolto dall'emisfero destro nella elaborazione superstrutturale

Per quanto riguarda la **rappresentazione concettuale associata alla comprensione testuale** gli studi sono stati indirizzati alla valutazione della capacità da parte dei cerebrolesi destri di elaborare i frames e gli scripts associati agli schemi testuali. Foldi e coll. (1983) riportano, ad esempio, l'incapacità dei cerebrolesi destri nel comprendere la struttura dei testi narrativi, pur essendo in grado di comprendere i particolari delle storie. Stando alla **teoria dello Structure Building Framework** (Gernsbacher e Faust, 1991) una possibile fonte dei problemi per la comprensione testuale dei cerebrolesi destri potrebbe consistere nella loro incapacità nel costruire nuove substrutture per correggere l'informazione elaborata in un primo momento mediante la generazione di inferenze. In realtà questo stato di cose non è stato confermato da numerosi esperimenti in cui, al contrario, si è constatata l'abilità dei cerebrolesi destri nel creare substrutture che modifichino in parte l'informazione precedentemente acquisita (Tompkins et al., 1993; Tompkins et al., 1997). Il problema sembra quindi consistere non tanto in una non meglio specificata incapacità nel creare nuove substrutture, quanto nella impossibilità di sopprimere informazioni irrilevanti e contestualmente inappropriate con la conseguente produzione di descrizioni tangenziali, confabulatorie, ricche di particolari ma carenti in relazione alla coerenza delle tematiche ed alla coesione degli enunciati.

Per quanto riguarda l'**elaborazione delle superstrutture concettuali associate alla conoscenza di scripts**, mentre i soggetti afasici non presentano particolari problemi (Ulatowska et al., 1983; Brookshire e Nicholas, 1984; Cannito et al., 1986; Armus et al., 1989; Germani e Pierce, 1992), i risultati delle ricerche condotte sui cerebrolesi destri appaiono contraddittori. Mentre Roman e coll. (1987) riportano una prestazione dei cerebrolesi destri apparentemente normale in compiti che richiedano il completamento di scripts (se si esclude in alcuni casi una produzione tangenziale ed una conclusione prematura ed inaspettata degli scripts presi in considerazione), altri studi hanno mostrato prestazioni deficitarie a causa della incapacità di integrare le unità tematiche necessarie per la comprensione di un testo in unità concettuali di ordine superiore (Wapner et al., 1981; Delis et al., 1983). Secondo Scheiderman e coll. (1992), la causa di queste prestazioni va ricercata non tanto nell'elaborazione di scripts quanto nella diretta generazione di macrostrutture concettuali. Lojek-Osiejuk (1996) ha confrontato le prestazioni di afasici lievi e moderati, cerebrolesi destri e soggetti normali nell'esecuzione di compiti atti a valutare i processi di elaborazione degli scripts e la loro integrazione con i dati provenienti dal testo: entrambi i gruppi di cerebrolesi hanno una normale capacità di produrre informazioni appartenenti alle categorie semantiche degli scripts forniti dal testo; gli afasici mostrano problemi nei processi linguistici e nei macroprocessi di integrazione concettuale che ne sono alla base (si consideri ad esempio la loro difficoltà nell'integrare informazioni appartenenti alla stessa categoria semantica generate da più scripts); i cerebrolesi destri non riescono ad elaborare in modo adeguato le strutture testuali, la macrostruttura del discorso e le unità tematiche presenti nel testo stesso. La conclusione che è possibile trarre dal lavoro di Lojek-Osiejuk (1996) è che entrambi gli emisferi contribuiscono alla elaborazione testuale, cioè alla integrazione dei concetti veicolati dal testo in un insieme coerente e strutturato: mentre i processi di generazione delle strutture linguistiche indispensabili per la comprensione e la produzione testuale avvengono principalmente nell'emisfero sinistro, è nell'emisfero destro che sono generate le strutture veramente testuali, i frames, gli scripts, la macrostruttura e l'integrazione concettuale delle unità tematiche-concettuali presenti nel testo. Questi ultimi dati confermano non solo la complessità della elaborazione testuale, ma anche e soprattutto la complessità dell'elaborazione linguistica in generale, la quale è sostenuta dalla integrazione di sistemi neurali diversi presenti in entrambi gli emisferi.

Emisfero destro ed elaborazione di nuove strutture concettuali associate al testo

Si consideri che a formare la rappresentazione mentale di un testo contribuiscono fattori diversi come anche un'adeguata selezione della natura dell'atto comunicativo in cui si è coinvolti. Ad esempio, Rehak e coll. (1992) descrivono le difficoltà dei cerebrolesi destri nell'interpretare il senso di una conversazione e nell'interloquire appropriatamente, probabilmente anche per la loro incapacità di cogliere le intenzioni comunicative dell'interlocutore.

Frederiksen e Stemmer (1993), in uno studio condotto sulla elaborazione testuale di un paziente interessato da lesione monoemisferica destra, riportano una preservata capacità di elaborare il testo a livello di frames e scripts e di crearsi, di conseguenza, un modello mentale del testo. Tuttavia, questo stesso paziente mostrava una prestazione deficitaria nell'integrare tra loro e modificare i modelli mentali corrispondenti a varie parti del testo: ciò potrebbe essere dovuto ad un deficit nell'elaborazione seriale di nuovi modelli concettuali. Stemmer e Joanette (1998) confermano questa mancata generazione di nuove strutture concettuali da parte dei cerebrolesi destri. I soggetti esaminati erano in grado di elaborare i modelli mentali associati all'integrazione in una nuova costruzione concettuale di due preesistenti strutture. Non erano in grado di modificare le informazioni, già acquisite nel corso della elaborazione testuale, in seguito all'assimilazione di nuove informazioni che rendono implausibili le precedenti costruzioni concettuali (Brownell et al., 1986; Stemmer e Joanette, 1998).

Capitolo 7
Una visione d'insieme

Come si è potuto constatare nei capitoli precedenti l'elaborazione del linguaggio è caratterizzata da una notevole complessità strutturale e procedurale. Semplificando, si potrebbe dire che l'obiettivo principale della comunicazione verbale consiste nella trasmissione di un messaggio (in modalità orale o scritta) che mette in relazione un emittente ed un ricevente. Questo messaggio è, nel suo insieme, assimilabile ad una entità comunicativa globale che abbiamo definito *testo*, basato sulla interazione tra il modello mentale che si vuole comunicare e l'integrazione delle proposizioni veicolate dalle singole frasi/enunciati (Johnson-Laird, 1980; Garnham et al., 1982). Questa integrazione concettuale è il prodotto di una serie di elaborazioni, in parte squisitamente linguistiche, in parte concettuali. Ad una preliminare elaborazione microlinguistica segue una organizzazione macrolinguistica, basata sulla formazione, e sul successivo mantenimento, di legami di natura coesiva e coerente delle proposizioni presenti nel testo. Per assumere un valore comunicativo reale, l'insieme di queste informazioni di natura linguistica deve a sua volta essere integrato con dati provenienti dal contesto extralinguistico (l'effettivo contesto di emissione testuale, la modalità scritta o orale del testo, l'insieme di conoscenze che emittente e ricevente condividono o quantomeno assumono di condividere, ecc.) in modo da formare quella rappresentazione globale del testo che abbiamo definito modello mentale.

L'integrazione di queste nozioni di base con i risultati degli esperimenti condotti su soggetti normali, pazienti cerebrolesi destri e sinistri e su soggetti commessurotomizzati consente di formulare ipotesi circa la natura della lateralizzazione cerebrale dei meccanismi di elaborazione linguistica. Quanto emerge dalle più recenti ricerche sull'organizzazione delle funzioni linguistiche, dimostra che i modelli classici della organizzazione anatomo-funzionale del linguaggio (come il modello neo - associazionistico) devono essere quantomeno rivisti, poiché il linguaggio sembra essere una facoltà cognitiva funzionalmente modulare ma anatomicamente distribuita tra i due emisferi. L'emisfero sinistro isolato sembra poco sensibile all'appropriatezza contestuale e pragmatica degli enunciati; l'emisfero destro in isolamento non sembra in grado di elaborare in modo strutturalmente appropriato gli enunciati pur potendo elaborarne gli aspetti prosodici, pragmatici e contestuali. Anche per quanto riguarda il linguaggio, quindi, sembrerebbe all'opera: nell'emisfero sinistro una elaborazione di tipo seriale, in grado di trattare l'informazione in

modo lineare, così da articolare in modo appropriato la forma fonologica, morfologica e sintattica che gli enunciati devono avere; nell'emisfero destro una elaborazione di tipo parallelo, in grado di attivare contemporaneamente tipi diversi di informazione, così da permettere da un lato una più approfondita elaborazione semantica, pragmatica e contestuale degli enunciati, dall'altro una maggiore coesione
e coerenza interna agli enunciati stessi.

Per quanto riguarda l'**elaborazione degli aspetti prosodici,** la complessità della stessa richiede l'interazione di varie componenti linguistiche, con il coinvolgimento di
strutture neurologiche diversificate. Nonostante non sia ancora possibile stabilire
la natura e l'entità della lateralizzazione della elaborazione delle strutture prosodiche, un passo importantissimo è stato già compiuto con l'identificazione di tutte le
principali strutture acustiche e, più latamente, fonologiche che si situano alla base della competenza prosodica. Nel complesso, l'emisfero destro sembra coinvolto nei processi di elaborazione prosodica sia linguistica che emotiva, poiché la sua partecipazione appare necessaria per la comprensione dell'intonazione lessicale e frasale. Ad
ogni modo, si ravvisa la necessità di includere nelle situazioni sperimentali la valutazione di aspetti finora meno considerati come l'elaborazione strutturale dei vari
aspetti della prosodia linguistica, dalla nozione di piede alla organizzazione prosodica dell'enunciato.

Gli studi condotti per determinare la natura del contributo dell'emisfero destro
ai processi di **elaborazione semantico-lessicale** suggeriscono che l'interpretazione
del significato linguistico di singole parole, come anche di intere frasi richieda l'attivazione di sistemi semantici in entrambi gli emisferi (Beeman, 1993; Beeman et al.,
1994; Chiarello et al., 1990). L'emisfero destro sembrerebbe partecipare prevalentemente alla elaborazione lessicale dei nomi di oggetti concreti. Sembrerebbe, inoltre
svolgere un ruolo non indifferente nella comprensione dei significati connotativi e
nei processi di disambiguazione lessicale. L'insieme di questi risultati suggerisce
che l'emisfero sinistro elabora i significati lessicali in modo specifico, selezionando quelli richiesti da una determinata parola in un determinato contesto; l'emisfero destro è responsabile dell'attivazione generalizzata di tutti i significati associati alla parola da comprendere, anche di quelli che sono solo tangenzialmente correlati con il *focus* del discorso. Da un lato un significato lessicale preciso e non ambiguo, dunque, dall'altro un significato "ampio", comprendente l'attivazione generalizzata di uno o più network semantici che permettano (congiuntamente all'elaborazione pragmatica) di disambiguare e comprendere le forme di linguaggio fi-
gurativo, ambiguo, indiretto.

Anche nella **elaborazione degli aspetti pragmatici** l'emisfero destro svolge un
ruolo ben preciso. In questo ambito i cerebrolesi destri mostrano problemi molto
particolari e, per questo, spesso difficilmente individuabili. Ad esempio, hanno difficoltà nel trarre le inferenze necessarie a comprendere tutte le sfumature comunicative proprie di un testo (Beeman, 1993) e nel modificare delle inferenze che si ri-
velassero inesatte alla luce di nuove informazioni. Mostrano, inoltre, difficoltà nella
comprensione di forme non letterali di linguaggio come metafore, proverbi, modi

di dire e richieste indirette (Weylman et al., 1989) e nel connettere la premessa alla battuta finale di una barzelletta (Brownell et al., 1983).

Per quanto infine riguarda l'**elaborazione testuale** i dati in nostro possesso consentono di ipotizzare che per una corretta elaborazione testuale sia necessaria l'integrità di entrambi gli emisferi, il sinistro per l'elaborazione degli aspetti fonetico/fonologici, morfologici, sintattici e parzialmente semantici delle frasi in esso contenute, il destro per l'elaborazione di processi integrativi che, nel complesso, consentono di mantenere un elevato livello di coerenza e coesione tematica e strutturale. I pazienti cerebrolesi destri mostrano, in effetti, di avere problemi di varia natura, dall'incapacità di ritenere ed elaborare i dettagli di una storia, all'impossibilità in alcuni casi di seguire un filo logico coerente nella produzione. Tendono a produrre un numero inferiore di proposizioni rispetto ai controlli pur conservando la capacità di elaborare macrounità comunicative concettualmente complesse come *scripts* o *frames*. Spesso non riescono a mantenere il tema del discorso poiché elaborano in modo inefficace le idee principali della storia (Brownell e Martino, 1998).

In conclusione, non è più possibile sostenere che l'emisfero destro sia un emisfero "muto". Le ricerche future si muoveranno, probabilmente, secondo due direzioni: da un lato studi di natura linguistica che possano portare ad una sempre maggiore comprensione delle strutture del linguaggio coinvolte nella esecuzione degli atti comunicativi, dall'altro studi di natura neuropsicologica e neurologica che si pongano l'obiettivo di testare i risultati della ricerca linguistica nel tentativo di determinare con precisione le strutture anatomiche responsabili dell'intero processo di comunicazione verbale.

Bibliografia

Abernethy M, Coney J (1990) Semantic and phonemic priming in the cerebral hemispheres. Neuropsychologia 28:933-945

Abernethy M, Coney J (1993) Associative priming in the hemispheres as a function of SOA. Neuropsychologia 31:1397-409

Abernethy M, Coney J (1996) Semantic category priming in the left cerebral hemisphere. Neuropsychologia 24:339-350

Adams M, Collins A (1979) A schema-theoretic view of reading. In: Reedle R (ed) "New directions in discourse processing" Ablex, Norwood, NJ, pp. 1-22

Armus S, Brookshire R, Nicholas L (1989) Aphasic and non-brain damaged adults' knowledge of scripts for common situations. Brain Lang 36:518-528

Austin J (1961) Philosophical Papers. Oxford University Press, Oxford

Austin J (1962) How to do things with words. The William James Lectures Delivered at Harvard University in 1955. Urmson LO, Clarendon Press, Oxford

Balan A, Gandour J (1999) Effect of sentence length on the production of linguistic stress by left- and right-hemisphere-damaged patients. Brain Lang 67:73-94

Balota DA, Ferraro FR, Connor LT (1991) On the early influence of meaning in word recognition: A review of the literature. In: Schwanenflugel PJ (ed) The psychology of word meanings. Lawrence Erlbaum Associates, Hillsdale, NJ, pp. 187-222

Baum S (1992) The influence of word length on syllable duration in aphasia: acoustic analyses Aphasia 6:501-513

Baum S, Daniloff JK, Daniloff R, Lewis J (1982) Sentence comprehension by Broca's aphasics: effects of some suprasegmental variables. Brain Lang 17:261-271

Baum S, Pell M, Leonard C, Gordon J (1997) The ability of right- and left-hemisphere damaged individuals to produce and interpret prosodic cues marking phrasal boundaries. Lang Speech 40: 313-330

Beach CM (1991) The interpretation of prosodic patterns at points of syntactic structure ambiguity. Evidence for cue trading relations. J Mem Lang 30:644-663

Beeman M (1993) Semantic processing in the right hemisphere may contribute to drawing inferences from discourse. Brain Lang 44:80-120

Beeman M, Bowden E, Gernsbacher M (2000) Right and left hemisphere cooperation for drawing predictive and coherence inferences during normal story comprehension. Brain Lang 71:310-336

Beeman M, Friedman RB, Grafman J et al (1994) Summation priming and coarse semantic coding in the right hemisphere. J Cogn Neurosci 6:26-45

Behrens SJ (1985) The perception of stress and lateralization of prosody. Brain Lang 26:332-348

Behrens SJ (1988) The role of the right hemisphere in the production of linguistic stress. Brain Lang 33:1024-1027

Behrens SJ (1989) Characterizing sentence intonation in a right hemisphere-damaged population. Brain Lang 37:181-200

Bihrle A, Brownell H, Powelson J, Gardner H (1986) Comprehension of humorous and non-humorous materials by left-and right-brain-damaged patients. Brain Cogn 5:399-411

Birhle AM, Gardner H (1986) Comprehension of humorous and non-humorous materials by left and right brain-damaged patients. Brain Cogn 5:399-411

Blonder LX, Pickering JE, Heath RL et al. (1995) Prosodic characteristics of speech pre- and post-right hemisphere stroke. Brain Lang 51:318-35

Bloom R (1994) Hemispheric responsibility and discourse production: contrasting patients with unilateral left and right hemisphere damage. In: Bloom R, Obler L, De Santi S, Ehrlich J (eds) Discourse analysis and applications: studies in adult clinical populations. Erlbaum, Hillsdale, NJ, pp. 81-94

Bloom R, Borod J, Obler L (1993) Left and right hemispheric contributions to discourse clarity. Paper presented at the International Neuropsychological Society, Galveston, Texas

Bloom R, Borod J, Obler L, Gerstman L (1992) Impact of emotional content on discourse production in patients with unilateral brain damage. Brain Lang 42:153-164

Bloom R, Obler L, Borod J, Gerstman L (1993) Suppression and facilitation of pragmatic performance: effects of emotional content on discourse following right and left brain damage. J Speech Hear Res 36:1227-1235

Blumstein S, Cooper W (1974) Hemispheric processing of intonation contours. Cortex 10:146-158

Borod JC (1993) Cerebral mechanisms underlying facial, prosodic, and lexical emotional expression: a review of neuropsychological studies and methodological issues. Neuropsychology 7:445-463

Broca P (1865) Sur la faculté du langage articulé. Bull Soc Anthropol 6:337-393

Brookshire R, Nicholas L (1984) Comprehension of directly and indirectly stated main ideas and details in discourse by brain-damaged and non-brain damaged listeners. Brain Lang 21:21-36

Brownell H (1988) Appreciation of metaphoric and connotative word meaning by brain-damaged patients. In: Chiarello C (ed) Right hemisphere contributions to lexical semantics. Springer Verlag, New York, pp. 19-32

Brownell H, Carroll J, Rehak A, Wingfield A (1992) The use of pronoun anaphora and speaker mood in the interpretation of conventional utterances by right hemisphere brain-damaged patients. Brain Lang 43:121-147

Brownell H, Gardner H, Prather P, Martino G (1995) Language, communication and the right hemisphere. In: Kirschner H (ed) Handbook of neurological speech and language disorders. Marcel Dekker, New York, pp.325-349

Brownell H, Martino G (1998) Deficits in inference and social cognition: The effects of right hemisphere brain damage on discourse. In: Beeman M, Chiarello C (eds) Right hemisphere language comprehension. Perspectives from cognitive neuroscience. Erlbaum, Mahwah, NJ, pp. 309-328

Brownell H, Michel D, Powelson J, Gardner H (1983) Surprise but not coherence. Sensitivity to humor in right hemisphere patients. Brain Lang 18:20-27

Brownell H, Potter H, Bihrle A, Gardner H (1986) Inference deficits in right-brain-damaged patients. Brain Lang 27:310-327

Brownell H, Potter H, Michelow D (1984) Sensitivity to lexical denotation and connotation in brain damaged patients: a double dissociation. Brain Lang 22:253-265

Bryan K (1988) Assessment of language disorders after right hemisphere damage. Br J Disord Commun 23:111-125

Bryan K (1989) Language prosody and the right hemisphere. Aphasiology 3:285-299

Burgess C, Simpson GB (1988) Cerebral hemispheric mechanisms in the retrieval of ambiguous word meanings. Brain Lang 33:86-103

Cambier J, Elghozi D, Signoret JL, Henin D (1983) Contribution de l'hémisphére droit au langage des aphasiques. Disparition de ce langage après lésion droite. Rev Neurol 139:55-63

Cancelliere AE, Kertesz A (1990) Lesion localization in acquired deficits of emotional expression and comprehension. Brain Cogn 13:133-47

Cannito M, Jarecki J, Pierce R (1986) Effects of thematic structure on syntactic comprehension in aphasia. Brain Lang 27:38-49

Caplan D, Evans K (1990) The effects of syntactic structure on discourse comprehension in patients with parsing impairments. Brain Lang 39:206-234

Caramazza A, Gordon J, Zurif EB, De Luca D (1979) Right hemispheric damage and verbal problem solving behavior. Brain Lang 3:41-46

Chernigovskaja TV, Deglin VL (1986) Brain functional asimmetry and neural organisation of linguistic competence. Brain Lang 29:141-153

Chiarello C, Burgess C, Richards L, Pollock A (1990) Semantic and associative priming in the cerebral hemispheres. Some words do, some words don't... sometimes, some places. Brain Lang 38: 75-104

Chiarello C, Chuch KL (1986) Lexical judgements after right- or left-hemisphere injury. Neuropsychologia 24:623-630

Chiarello C, Richards L (1992) Another look at categorical priming in the cerebral hemispheres. Neuopsychologia 30:381-392

Chierchia G (1997) Semantica. Il Mulino, Bologna

Chomsky N (1965) Aspects of the theory of syntax. MIT Press, Cambridge, Massachussetts

Cicone M, Wapner W E, Gardner H (1980) Sensitivity to emotional expressions and situations in organic patients. Cortex 16(1):145-158

Code C (1987) Language aphasia and the right hemisphere. Wiley, Chichester

Collins AM, Loftus EF (1975) Spreading activation theory of semantic processing. Psychol Rev 82:407-428

Collins A, Quillian MR (1969) Retrieval time from semantic memory. J Verb Learn Verb Behav 8:240-247

Cooper WE, Soares C, Nicol J, et al (1984) Clausal intonation after unilateral brain damage. Lang Speech 27:17-24

Critchley M (1962) Speech and speech-loss in relation to duality of the brain. In: Mountcastle VB (ed) Interhemispheric relations and cerebral dominance. John Hopkins Press, Baltimore, pp. 208-213

Czopf D (1979) The role of the non-dominant hemisphere in speech recovery in aphasia. Aphasia Apraxia Agnosia 2:27-33

Danly M, Shapiro BE (1982) Speech prosody in Broca's aphasia. Brain Lang 16:171-190

Davis G, O'Neil-Pirozzi T, Coon M (1997) Referential cohesion and logical coherence of narration after right hemisphere stroke. Brain Lang 56:183-210

Dax M (1865) Lésions de la moitié gauche de l'encéphale coïncidant avec l'oubli des signes de la pensée (Lu au Congres méridional tenu a Montpellier en 1836, 2nd series). Gazette Hebdom Méd Chir 2:259-262

Day J (1977) Right hemisphere language processing in normal right handers. J Exp Psychol Hum Percept Perform 3:518-528

Delis D (1980) Hemispheric processing of discourse. Unpublished doctoral dissertation, University of Wyoming, Laramie

Delis D, Wapner W, Gardner H, Moses J (1983) The contribution of the right hemisphere to the organization of paragraphs. Cortex 19:43-50

Drews E (1987) Qualitatively different organizational structures of lexical knowledge in the left and right hemisphere. Neuropsychologia 25:419-427

Duffy SA, Morris RK, Rayner K (1988) Lexical ambiguity and fixation time in reading. J Mem Lang 27:429-446

Dykstra K, Gandour J, Stark R (1995) Disruption of prosody after frontal lobe seizures in the non-dominant hemisphere. Aphasiology 9:453-476

Eisenson J (1959) Language dysfunction associated with right brain damage. Am Speech Hear Ass 1:107

Eisenson J (1962) Language and intellectual modifications associated with right cerebral damage. Lang Speech 5:49-53

Eisenson J (1973) Right-brain damage and higher intellectual functions. In: Eisenson J (ed) Adult aphasia. Prentice-Hall, Upper Saddle River, NJ, pp. 38-41

Emmorey K (1987) The neurological substrates for prosodic aspects of speech. Brain Lang 30:305-320

Faust M, Chiarello C (1998) Constraints on sentence priming in the cerebral hemispheres: effects of intervening words in sentences and lists. Brain Lang 63:219-236

Ferreira F (1993) Creation of prosody during sentence prosody. Psychol Rev 100:233-253

Foldi NS, Cicone M, Gardner H (1983) Pragmatic aspects of communication in brain damaged patients. In: Segalowitz S J (ed), Language Functions and Brain Organisation. Academic Press, New York

Frederiksen C, Stemmer B (1993) Conceptual processing of discourse by a right hemisphere brain-damaged patient. In: Brownell H, Joanette Y (eds) Narrative discourse in neurologically impaired and normal aging adults. Singular, San Diego, CA, pp. 239-278

Frederiksen JR, Bracewell RJ, Breuleux A, Renaud A (1990) The cognitive representation and processing of discorse: function and dysfuncion. In: Brownell H, Joanette Y (eds) pp. 69-110

Gandour J, Larsen J, Dechongkit S, et al (1995) Speech prosody in affective contexts in Thai patients with right hemisphere lesions. Brain Lang 51:422-43

Gandour J, Ponglorpisit S, Khunadorn F, et al (1992) Timing characteristics of speech after brain damage: Vowel lenght in Thai. Brain Lang 42:337-345

Gardner H, Brownell H, Wapner W, Michelow D (1983) Missing the point: the role of the right hemisphere in the processing of complex linguistic materials. In: Perecman E (ed) Cognitive processing in the right hemisphere. Academic Press, New York, pp. 169-191

Gardner H, Ling K, Flamm L, Silverman J (1975) Comprehension and appreciation of humour in brain damaged patients. Brain 98:399-412

Garnham A, Oakhill J, Johnson-Laird PN (1982) Referential continuity and the coherence of discourse. Cognition 11:29-46

Gazzaniga MS, Ledoux JE (1978) The integrated mind. Plenum, New York

Gazzaniga MS, Ledoux JE, Wilson DH (1977) Language, praxis and the right hemisphere: Clues to some mechanisms of consciousness. Neurology 27:1144-1147

Germani M, Pierce R (1992) Contextual influences in reading comprehension in aphasia. Brain Lang 42:308-319

Gernsbacher MA, Faust M (1991) The mechanism of suppression: A component of general comprehension skill. J Exp Psychol Learn Mem Cogn 17:245-262

Gibbs RW, Nayak NP, Cutting C (1989) How to kick the bucket and not decompose: Analyzability and idiom processing. J Mem Lang 28:576-593

Gibbs RW (1986) On the psycholinguistics of sarcasm. J Exp Psychol Gen 115:3-15

Glenn CG (1978) The role of episodic structure and story length in children's recall of simple stories. J Verb Learn Verb Behav 17:229-247

Gorelick PB, Ross ED (1987) The aprosodias: further functional-anatomical evidence for the organization of affective language in the right hemisphere. J Neurol Neurosurg Psychiatry 50:553-560

Goulet P, Joanette Y (1988) Semantic processing of abstract words in right-brain damaged patient. J Clin Exp Neuropsychol 10:312

Goulet P, Joanette Y, Gagnon J, Sabourin L (1989) Semantics in right-brain-damaged right-handers. J Clin Exp Neuropsychol 11:353

Graesser AC, Singer M, Trabasso T (1994) Constructing inferences during narrative text comprehension. Psychol Rev 101:371-95

Grice HP (1975) Logic and conversation. In: Cole P, Morgan JL (eds) Syntax and semantics, Vol. 3: Speech acts. Academic Press, New York, pp. 41-58

Grice HP (1989) Studies in the way of words. Harvard University Press, Cambridge, Massachussetts [trad. it. Logica e conversazione. Saggi su intenzione, significato e comunicazione. Moro G (ed), Il Mulino, Bologna, 1993]

Gross MM (1972) Hemispheric specialization for processing of visually presented verbal and spatial stimuli. Percept Psychophys 12:357-363

Haberlandt K, Berian C, Sandson J (1980) The episodic schema in story processing. J Verb Learn Verb Behav 19:635-650

Halliday MAK, Hasan R (1976) Cohesion in English. Longman, London

Hampton JA (1995) Testing the prototype theory of concepts. J Mem Lang 34:686-708

Harris ZS (1981) Papers on Syntax. in: Hiz H (ed) Reidel D, Dordrecht

Hart J, Berndt RS, Caramazza A (1985) Category-specific naming deficit following cerebral infarction Nature 316:439-440

Hartje WK, Willmes K, Weiniger D (1985) Is there parallel and independent hemispheric processing of intonational and phonetic components of dichotic speech stimuli? Brain Lang 24:83-99

Haviland SE, Clark HH (1974) What's new? Acquiring new information as a process in comprehension. J Verb Learn Verb Behav 13:512-521

Heilman KM, Bowers D, Speedie L, Coslett HB (1984) Comprehension of affective and nonaffective prosody. Neurology 34:917-921

Heilman KM, Scholes R, Watson RT (1975) Auditory effective agnosia. Disturbed comprehension of affective speech. J Neurol Neurosurg Psychiatry 38:69-72

Henschen SE (1926) On the function of the right hemisphere of the brain in relation to the left in speech, music and calculation. Brain 49:110-123

Hier D, Kaplan J (1980) Verbal comprehension deficits after right hemisphere damage. Appl Psycholinguist 1:279-294

Hines D (1976) Recognition of verbs, abstract nouns and concrete nouns from the left and right visual fields. Neuropsychologia 14:211-216

Hines D (1977) Differences in tachistoscopic recognition between abstract and concrete words as a function of visual half-field and frequency. Cortex 13(1):66-73

Hjelmslev L (1943) Omkring sprogteoriens grundlaegelse. Munksgaard, Copenaghen [trad. it. I fondamenti del linguaggio, 1970, Einaudi, Torino]

Hjelmslev L (1981) Saggi di linguistica generale. Pratiche, Parma

Hough M (1990) Narrative comprehension in adults with right and left hemisphere brain damage: Theme organization. Brain Lang 38:253-277

Huber W, Gleber J (1982) Linguistic and non-linguistic processing of narratives in aphasia. Brain Lang 16:1-18

Inhoff AW, Lima SD, Carroll PJ (1984) Contextual effects on metaphor comprehension in reading. Mem Cognit 12(6):558-567

Ivry R, Robertson L (1998) The two sides of perception. MIT Press, Cambridge, MA

Joanette Y, Goulet P, Ska B, Nespoulous J (1986) Informative content of narrative discourse in right-damaged-right-handers. Brain Lang 29:81-105

Joanette Y, Goulet P (1987) Inferencing deficits in right brain damaged: Absence of evidence. The 10th European Conference of the International Neuropsychological Society, Barcelona, Spain

Johnson-Laird PN (1980) Mental models in cognitive science. Cogn Sci 4:71-115

Kaplan J, Brownell H, Jacobs J, Gardner H (1990) The effects of right hemisphere damage on the pragmatic interpretation of conversational remarks. Brain Lang 38:315-333

Kasher A, Batori G, Soroker N, et al. (1999) Effects of right - and left-hemisphere damage on understanding conversational implicatures. Brain Lang 68:566-590

Katsuki-Nakamura J, Brookshire R, Nicholas L (1988) Comprehension of monologues and dialogues by aphasic listeners. J Speech Hear Disord 53:408-415

Katz JJ, Fodor JA (1963) The structure of a semantic theory. Lang 39:170-210

Kellas G, Paul ST, Martin M (1991) Contextual Feature Activation and Meaning Access. In: Simpson GB (ed) Understanding Word and Sentence, Elsevier Science Publishers B.V., Amsterdam, pp. 47-71

Kimura D (1961) Cerebral dominance on the perception of verbal stimuli. Canadian J Psycol 15: 166-171

Kinsbourne M (1971a) The minor hemisphere as a source of aphsic speech. Arch Neurol 25:303-306

Kinsbourne M (1971b) The minor hemisphere as a source of aphsic speech. Trans Am Neurol Ass 96:141-145

Kintsch W, Van Dijk T (1978) Toward a model of text comprehension and production. Psychol Rev 85:363-394

Koivisto M, Laine M (1995) Lateralized free-association priming: Implications for the hemispheric organisation of semantic memory. Neuropsychologia 33:115-124

Lalande S, Braun CMJ, Charlebois N, Whitaker HA (1992) Effects of Right and Left Hemisphere Cerebrovascular Lesions on Discrimination of Prosodic and Semantic Aspects of Affect in Sentences. Brain Lang 42:165-186

Landis T, Regard M, Serrat A (1980) Iconic reading in a case of alexia without agraphia caused by a brain tumor. A tachistoscopic study. Brain Lang 11:45-53

Lee H, Nakada T, Deal JL, et al. (1984) Transfer of language dominance. Ann Neurol 15:304-307

Lehman MT, Tompkins CA (2000) Predictive inferencing and right hemisphere brain damage. American Speech-Language-Hearing Association annual convention, Washington, D.C.

Levinson S (1983) Pragmatics. Cambridge University Press, Cambridge [trad. it. La pragmatica (1985) Il Mulino, Bologna]

Lichtheim L (1885) On Aphasia. Brain 7:433-484

Lojek-Osiejuk E (1996) Knowledge of scripts reflected in discourse of aphasics and right brain damaged patients. Brain Lang 53:58-80

Mandler JM, Johnson NS (1977) Remembrance of things parsed: Story structure and recall. Cogn Psychol 9:111-151

Mannhaupt HR (1983) Processing of abstract and concrete nouns in a lateralized memory-search task. Psychol Res 45:91-105

Marcie P, Hecaen H, Dubois J, Angelergues R (1965) Les réalisations du langage chez les malades atteints de lésions de l'hémisphère droit. Neuropsychologia 3:217-247

Marini A (2001) Elementi di psicolinguistica generale. Springer Verlag, Milano

Marini A (2002) The role played by the right hemisphere in the organization of complex textual structures. Twelfth Annual Meeting of the American Society for Text and Discourse, Chicago, Illinois

McDonald S, Wales R (1986) An investigation of ability to process inferences in language following right hemisphere brain damage. Brain Lang 29:68-80

McKoon G, Ratcliff R (1992) Inference during reading. Psychol Rev 99:440-466

McNeil MR, Odel K, Tseng CH (1991) Toward the integration of resource allocation into a general theory of aphasia. Clin Aphasiol 20:21-39

Minsky ML (1975) Frame system theory. In: Johnson L, Wason PC (eds) Thinking: Readings in Cognitive Science. Cambridge University Press, Cambridge, UK, pp. 355-376

Moya K, Benowitz L, Levine D, Finkelstein S (1986) Covariant deficits in visuospatial abilities and recall of verbal narrative after right hemisphere stroke. Cortex 22:381-397

Myers P (1979) Profiles of communication deficits in persons with right cerebral hemisphere lesions. In: Brookshire R (ed) Clinical aphasiology conference proceedings. BRK, Minneapolis pp. 38-46

Myers P (1990) Inference failure: the underlying impairment in right-hemisphere communication disorders. Clin Aphasiol 20:167-180

Myers P (1993) Narrative expressive deficits associated with right hemisphere damage. In: Brownell R, Joanette Y (eds) Narrative discourse in neurologically impaired and normal aging adults. Singular, San Diego, CA, pp. 279-298

Nespor M (1994) Fonologia. Il Mulino, Bologna

Nicholas L, Brookshire R (1986) Consistency of the effect of rate of speech on brain-damaged adults' comprehension of narrative discourse. J Speech Hear Res 29:462-470

Nicholas L, Brookshire R (1995) Comprehension of spoken narrative discourse by adults with aphasia, right-emisphere brain damage, or traumatic brain injury. Am J Speech Lang Pathol 4:69-81

Nielsen JM (1944) Function of the minor (usually right) cerebral hemisphere in language. Bull Los Angeles Neurol Soc 2:67-75

Nocentini U, Goulet P, Drolet M, Joanette Y (1999) Age-related evolution of the contribution of the right hemisphere to language: absence of evidence. Int J Neurosci 99:59-67

Nocentini U, Goulet P, Roberts P, Joanette Y (2001) The effects of left- versus right-hemisphere lesions on the sensitivity to intra- and interconceptual semantic relationships. Neuropsychologia 39: 443-451

Oreinstein HB, Meighan WB (1976) Recognition of bilaterally presented words varying in concreteness and frequency: Lateral dominance or sequential processing? Bull Psychon Soc 7:179-180

Pell MD, Baum SR (1997) The ability to perceive and comprehend intonation in linguistic and affective contexts by brain-damaged adults. Brain Lang 57:80-99

Rayner K, Pacht J M, Duffy S A (1994) Effects of prior encounter and global discourse bias on the processing of lexically ambiguous words: Evidence from eye fixations. J Mem Lang 33:527-544

Read D (1981) Solving deductive reasoning problems after unilateral temporal lobectomy. Brain Lang 12:92-100

Rehak A, Kaplan J, Weylman S, et al. (1992) Story processing in right hemisphere brain-damaged patients. Brain Lang 42:320-336

Restatter M, Dell CW, McGuire RA, Loren C (1987) Vocal reaction times to unilaterally presented concrete and abstract words: Towards a theory of differential right hemispheric semantic processing. Cortex 23:135-142

Rips LJ, Shoben EJ, Smith EE (1973) Semantic distance and the verification of semantic relations. J Verb Learn Verb Behav 12:1-20

Rodel M, Dudley JG, Bourdeau M (1983) Hemispheric differences for semantically and phonologically primed nouns: A tachistoscopic study in normals. Percept Psychophys 34:523-533

Roman M, Brownell H, Potter H, et al. (1987) Scripts knowledge in right hemisphere damaged and normal elderly adults. Brain Lang 31:151-170

Rosch E (1975) Cognitive representations of semantic categories. J Exp Psychol Gen 104:192-233

Rosch E, Mervis CB, (1975) Family resemblances: studies in the internal structure of categories. Cogn Psychol 7:53-605

Ross E (1981) The aprosodias: Functional-anatomical organization of the affective components of language in the right hemisphere. Arch Neurol 38:561-569

Ross E (1984) Right hemisphere's role in language, affective behavior and emotion. Trends Neurosci 7:342-346

Ross E, Mesulam M (1979) Dominant language functions of the right hemisphere? Prosody and emotional gesturing. Arch Neurol 36:144-148

Rumelhart DE (1980a) On evaluating story grammars. Cogn Sci 4:313-316

Rumelhart DE (1980b) Schemata: the building blocks of cognition. In: Spiro RJ, Bruce BC, Brewer Ryalls J, et al. (1987) An acoustic comparison of normal and right-hemisphere-damaged speech prosody. Cortex 23(4):685-694

Sabbagh MA (1999) Learning words from speakers who know: How preschoolers' understanding of epistemic mental states guides semantic development. Biennial meetings of the Society for Research in Child Development, Albuquerque, NM

Saffran EM, Bogyo LC, Schwartz MF, Marin OSM (1980) Does deep dyslexia reflect right-hemisphere reading? In: Coltheart M, Patterson K E, Marshall JC (eds) Deep dyslexia. Routledge e Kegan Paul, London, pp. 381-406

Scalise S (1994) Morfologia. Il Mulino, Bologna

Schank RC, Abelson RP (1977) Scripts, plans, goals and understanding. Erlbaum, Hillsdale, NJ

Scheiderman E, Murasugi K, Saddy D (1992) Story arrangement ability in right-brain damaged patients. Brain Lang 43:107-120

Scherer KR (1986) Vocal affecf expression: A review and a model for future research. Psychol Bull 99:143-165

Schirmer A, Alter K, Kotz SA, Friederici AD (2001) Lateralization of prosody during language production: a lesion study. Brain Lang 76:1-17

Schlanger BB, Schlanger P, Gertsman LJ (1976) The perception of emotionally toned sentences by the right hemisphere-damaged and aphasic subjects. Brain Lang 3:396-403

Schmid S (1999) Fonetica e fonologia dell'italiano. Paravia, Torino

Searle J (1969) Speech acts. Cambridge University Press, Cambridge

Searle J (1975) Indirect speech acts. In: Cole P, Morgan J (eds) Syntax and Semantics 3: speech acts New York Academic Press, New York, pp. 59-82

Searle J (1979) The classification of illocutionary acts. Lang Soc 5:1-24

Shanon B (1979) Lateralization effects in lexical decision tasks. Brain Lang 8:380-387

Shapiro BE, Danly M (1985) The role of the right hemisphere in the control of speech prosody in propositional and affective contexts. Brain Lang 25:19-36

Sherrat S, Penn C (1990) Discourse in a right hemisphere brain-damaged subject. Aphasiology 6: 539-560

Sidtis JJ, Gazzaniga MS (1983) Competence versus performance after callosal section: Looks can be deceiving. In: Hellige JB (ed) Cerebral hemisphere asymmetry. Method, theory and application. Praeger, New York, pp. 152-176

Simpson G B, Burgess C (1985). Activation and selection processes in the recognition of ambiguous words. J Exp Psychol Hum Percept Perform 11:28-39

Singer M, Ferreira F (1983) Inferring consequences in story comprehension. J Verb Learn Verb Behav 22:437-448

Smith EE, Shoben EJ, Rips LJ (1974) Structure and process in semantic Memory: A featural model for semantic decisions. Psychol Rev 81:214-241

St George M, Kutas M, Martinez A, Sereno M (1999) Semantic integration in reading: engagement of the right hemisphere during discourse processing. Brain 122:1317-1325

Stachowiak F, Huber W, Poeck K, Kerschensteiner M (1977) Text comprehension in aphasia. Brain Lang 4:177-195

Stemmer B, Giroux F, Joanette Y (1994) Production and evaluation of requests by right hemisphere brain damaged individuals. Brain Lang 47:1-31

Stemmer B, Joanette Y (1998) The interpretation of narrative discourse of brain damaged individuals within the framework of a multilevel discourse model. In: Beeman M, Chiarello C (eds) Right hemisphere language comprehension: Perspectives from cognitive neuroscience. Erlbaum, Mahwah, NJ, pp. 329-348

Strauss E, Moschovitch M (1981) Perception of facial expression. Brain Lang 13:308-332

Sugishita M (1978) Mental association in the minor hemisphere of a commissutoromy patient. Neuropsychologia 16:229-232

Tabossi P, Colombo L, Job R (1987) Accessing lexical ambiguity: effects of context and dominance. J Psycholinguist Res 49:161-167

Temple JG, Honeck RP (1999) Proverb Comprehension: the primacy of literal meaning. J Psycholinguist Res 28:41-70

Thorndyke PW (1977) Cognitive structures in comprehension and memory of narrative discourse. Cogn Psychol 9:77-110

Tompkins C, Baumgaertner A, Lehman M, Fossett T (1997) Suppression and discourse comprehension in right brain damaged adults: a preliminary report. Aphasiology 11:505-519

Tompkins C, Boada R, McGarry K, et al. (1993) Connected speech characteristics of right-hemisphere-damaged adults: A re-examination. In: Lemme M (ed) Clinical aphasiology. Vol. 21, Pro-Ed. Austin, TX, pp. 113-122

Tompkins C, Flowers C (1985) Perception of emotional intonation by brain damaged adults: the influence of task processing levels. J Speech Hear Res 28:527-538

Tompkins C, Mateer C (1985) Right hemisphere appreciation of prosodic and linguistic indications of implicit attitude. Brain Lang 24:185-203

Ulatowska H, Freedman-Stern R, Doyel A, et al. (1983) Production of narrative discourse in Aphasia. Brain Lang 19:317-334

Uryase S (1988) Analysis and description of narrative discourse in right hemisphere–damaged adults: A comparison to neurologically normal and left-hemisphere-damaged aphasic adults. Unpublished manuscript, Storrs, Connecticut, University of Connecticut

Uryase S, Duffy R, Liles B (1991) Analysis and description of narrative discourse in right-hemisphere-damaged adults: A comparison to neurologically normal and left hemisphere-damaged aphasic adult. In: Prescott TE (ed) Clinical Aphasiology. Vol. 19, Pro-Ed. Austin, TX, pp. 125-138

Uryase S, Liles B, Duffy R (1989) Story grammar analysis of retellings by right hemisphere-damaged adults. Annual Convention of the American Speech-Language-Hearing Association, St.Louis, MO

Van Dijk TA (1980) Macrostructures: An interdisciplinary study of global structures in discourse, interaction and cognition. Lawrence Erlbaum Associates, Hillsdale, N.J.

Van Lancker D (1980) Cerebral lateralizations of pitch cues in the linguistic signal in Papers in linguistics. Int J Hum Commun 13:201-277

Van Lancker D, Fromkin V (1973) Hemispheric specialization for pitch and tone: evidence from Thai. J Phonetics 1:101-109

Van Lancker D, Kempler D (1987) Comprehension of familiar phrases by left but not by right hemisphere damaged patients. Brain Lang 32:265-277

Van Lancker D, Sidtis J (1992) The identification of affective-prosodic stimuli by left- and right-hemisphere-damaged subjects: All errors are not created equal. J Speech Hear Res 35:963-970

Van Petten C, Kutas M (1987). Ambiguous words in context: an event-related potential analysis of the time course of meaning activation. J Mem Lang 26:188-208

Vitkovitch M, Underwood G (1991) Hemispheric differencies in the processing of pictures of typical and atypical semantic category members. Cortex 27:475-480

Von Mayendorff N (1911) Die Aphasischen Symptome. Engelman, Leipzig

Waller M, Darley F (1978) The influence of context on the auditory comprehension of paragraphs by aphasic subjects. J Speech Hear Res 21:732-745

Wapner W, Hamby S, Gardner H (1981) The role of the right hemisphere in the apprehension of complex linguistic materials. Brain Lang 14:15-33

Warrington EK, Shallice T (1984) Category specific semantic memory impairment. Brain 107:829-854

Weinstein EA (1964) Affections of speech with lesions of the nondominant hemisphere. Res Pubb Ass Res Nervous Mental Desease 42:220-228

Weintraub S, Mesulam MM, Kramer L (1981) Disturbances in prosody: a right hemisphere contribution to language. Arch Neurol 38:742-744

Weylman S, Brownell H, Roman M, Gardner H (1989) Appreciation of indirect requests by left and right-brain-damaged patients: The effects of verbal context and conversationality of wording. Brain Lang 36:580-591

Winner E, Brownell H, Happe F, et al. (1998) Distinguishing lies from jokes: theory of mind deficits and discourse interpretation in right hemisphere brain-damaged patients. Brain Lang 62(1): 89-106

Winner E, Gardner H (1977) The comprehension of metaphor in brain-damaged patients. Brain Lang 44:80-120

Zaidel E (1978a) Auditory language comprehenzion in the right hemisphere following cerebral commissurotomy and hemispherectomy: A comparison with child language and aphasia. In: Caramazza A, Zuriff EB (eds) Language acquisition and language breakdown. Johns Hopkins University Press, Baltimore, pp. 229-275

Zaidel E (1978b) Lexical organization in the right hemisphere. In: Buser PA, Rougel-Buser A (eds) Cerebral correlates of conscious experience. Elsevier-North-Holland Biomedical Press, Amsterdam, pp. 177-197

Zaidel E (1987) Hemispheric asymmetry in long-term semantic relationships. Cogn Neuropsychol 4:321-332

Zurif E, Mendelsohn M (1972) Hemispheric specialization for the perception of speech sounds: The influence of intonation and structure. Percept Psychophys 11:329-332

Printed in the United States
By Bookmasters